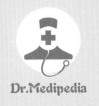

医万个为什么——全民大健康医学科普丛书

平易近民话血液
——血液系统疾病科普问答

胡三元　总主编
陈春燕　主　编

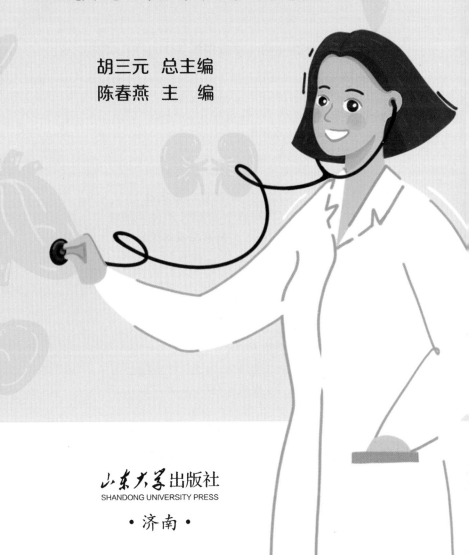

山东大学出版社
SHANDONG UNIVERSITY PRESS

·济南·

图书在版编目(CIP)数据

平易近民话血液：血液系统疾病科普问答/陈春燕
主编.—济南：山东大学出版社，2023.11
（医万个为什么：全民大健康医学科普丛书/胡三
元主编）
ISBN 978-7-5607-7676-7

Ⅰ．①平… Ⅱ．①陈… Ⅲ．①血液病－防治－问题解
答 Ⅳ．①R55-44

中国国家版本馆 CIP 数据核字(2023)第 028760 号

策划编辑　徐　翔
责任编辑　蔡梦阳
封面设计　王秋忆
录　　音　赵　云

平易近民话血液
PINGYI-JINMIN HUA XUEYE
——血液系统疾病科普问答

出版发行	山东大学出版社
社　　址	山东省济南市山大南路 20 号
邮政编码	250100
发行热线	(0531)88363008
经　　销	新华书店
印　　刷	济南乾丰云印刷科技有限公司
规　　格	720 毫米×1000 毫米　1/16
	14.75 印张　265 千字
版　　次	2023 年 11 月第 1 版
印　　次	2023 年 11 月第 1 次印刷
定　　价	78.00 元

《平易近民话血液——血液系统疾病科普问答》编委会

郑月月　山东大学齐鲁医院

孟　晴　山东大学齐鲁医院

钟光彩　山东大学齐鲁医院

郜振兴　河南省人民医院

徐　曼　潍坊市人民医院

崔泽龙　山东第一医科大学附属省立医院

阎拂蒙　威海市立医院

董玉婷　烟台毓璜顶医院

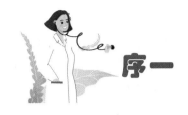

新时代医者的使命担当
——为百姓打造有温度的医学科普

党的二十大报告指出,人民健康是民族昌盛和国家富强的重要标志,要把保障人民健康放在优先发展的战略位置,完善人民健康促进政策。

"科技创新、科学普及是实现创新发展的两翼,要把科学普及放在与科技创新同等重要的位置。"习近平总书记这一重要论述,为新时代医者做好医学知识普及工作指明了前进方向、提供了根本遵循,那就是传播健康理念,力求让主动健康意识深入人心。

"科普,从病人中来,到百姓中去。"山东省研究型医院协会响应国家"全民大健康""科普创新"等一系列战略规划,借助实力雄厚的专家团队,在山东大学出版社的牵头下编纂的"医万个为什么——全民大健康医学科普丛书"问世了。丛书以向人民群众普及医学科学知识,提高全民科学素养和健康水平为根本宗旨,不仅可以在人们心中种下健康素养的种子,还能将健康管理落到实际行动上,让科普成为个人的"定心丸",成为医生的"长效处方",进而成为全民大健康的"防护网"。

传递医学科普,是一种社会责任。医道是"至精至微之事",习医之人必须"博极医源,精勤不倦",此为专业之"精";有高尚的品德修养,以"见彼苦恼,若己有之"感同身受的心,策发"大慈恻隐之心",进而发愿立誓"普救含灵之苦",这是从医情怀。有情怀,才有品位;有情怀,才有坚持。国际上,很多医学大家也是科普作家。例如哈佛医学院教授、外科医生阿图·葛文德所写的《最好的告别》,传递出姑息治疗的新思路。世界著名的顶级学术期刊《自然》(*Nature*)《科学》(*Science*)创立之初,就秉持科普色彩,直至今日,很多非专业读者仍醉心其趣味性和准确性。在我国,越来越多的医学专家和同仁也开始重视科普宣教,经常撰写科普作品,参加科普访谈,助力科普公益活动,引领大家的健康生活理念,加强疾病预防。

杏林春暖,有百姓健康相托,"医万个为什么——全民大健康医学科普丛书"创作团队带着一份责任和义务,集结100多个医学专业委员会,由百余位医学名家牵头把关,近千名医学一线人员编写,秉持公益科普的初心和使命,以心血成此科普丛书。每一本书里看似信手拈来的从容,都是医者从医多年厚积薄发的沉淀。参与创作的医者们带着情怀和担当参与到这项科普工程中,他们躬身实践、博采众长、匠心独运,力求以精要医论增辉杏林。

创作医学科普,是一种专业素养。生命健康,是民生大事。医学科普,推崇通俗,但绝不能低俗。相比于自媒体时代各种信息、谣言漫天飞的现象,这套丛书从一开始的定位就是准确性和科学性,绝不可有似是而非的内容。在内容准确性和科学性的基础上,还力求语言通俗易懂。为此,本系列丛书借鉴"十万个为什么"科普丛书,采取问答形式,就百姓关心的健康问题答惑释疑,指导人们如何科学防治疾病。上到耄耋老者,下至认字孩童,皆能读得懂、听得进,还能用得上,力倡"每个人是自己健康第一责任人"。

推广医学科普,是一种创新传播。科普,不是孤芳自赏,一定要能够打动人心、广泛传播。这就要求有创新、有温度的内容表达方式和新颖的传播形式。内容上,本套丛书从群众普遍关心的问题出发,突出疾病预防,讲述一些常见疾病的致病因素,让读者了解和掌握疾病的预防知识,尽量做到不得病、少得病,防患于未然。一旦得了病,也能做到早发现、早确诊,不贻误病情和错失救治良机。在传播方式上,为了方便读者高效利用碎片化时间,也为了让读者有更多获取健康知识的途径,本套丛书在制作时把每部分内容都录制成音频,扫码即可听书。为保证科普的系统性,丛书以病种划分为册,比如《心血管疾病科普问答》《内分泌与代谢疾病科普问答》《小儿外科疾病科普问答》等,从而能最大限度地方便读者直截了当地获取自己关心的科普内容。最终形成的这套医学科普丛书既方便读者查阅,又有收藏价值,还具有工具书的作用。

坚守医学科普,还需要有执着的精神。医学科普的推广、普及并非一日之功,必将是一项长期性、系统性的工程,我们将保持团队的活力和活跃性,顺应时代发展,不断更新知识,更好地护佑百姓健康。

这样一群有责任、有情怀、有坚守、有创新的杰出医者为天下苍生之安康所做的这件事,看似平凡,实则伟大。笔者坚信,他们在繁忙的临床、科研、教学工作以外耗费大量心血创作的这套大型医学科普丛书,必将成为医学史上明珠般的存在。不求光耀医史长河,但求为百姓答疑解惑,给每一位读者带来实实在在的健康收益。

中国工程院院士 张运

2023 年 4 月

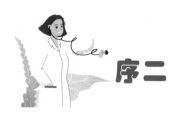

让医学回归大众

欣闻"医万个为什么——全民大健康医学科普丛书",这套由近千名医学领域专家和临床一线中青年医务人员撰写完成的丛书即将付梓,邀我作序,幸何如之。作为丛书总策划、总主编胡三元教授的同窗挚友,能先一睹著作,了解丛书撰述缘由,详读精心编写的医学科普内容,不禁感叹齐鲁医者之"善爱之心"及医学科普见解之独到。

庞大的丛书作者背后是民生温度。从医三十多年,我始终认为大众健康素质和健康意识的提高,是健康中国建设的重要内容。作为医生,应该多写科普类文章,给老百姓普及健康和医学知识,拉近与人民群众的距离,让科普成果切切实实为百姓带去健康福祉。

执好一支笔,写好小科普

医疗是一个专门的领域,由于人体的复杂性,注定了疾病本身往往是非常复杂的。虽然自 19 世纪以来,医学随着科学技术的现代化而飞速发展,人类攻克了很多疾病,但仍有许多疾病严重威胁着人类健康及生活质量。

医防融合是一个老话题,但不应只定格在诊室,还要延伸到诊室外,让医学科普知识融入百姓的日常生活,成为百姓的家居"口袋书",对防病更能起到重要作用。

普通民众的医学知识毕竟有限,在生活水平日益提高的当下,健康无疑是最热门的话题之一,可很多民众的防病及治病方式存在诸多误区,有些方法甚至还有害无益。

得益于互联网传播和智慧医疗的日益发达,许多执业医师走上了科普道路,为民众普及健康常识,提高全民的健康素养。创作医学科普对大众健康有利,而对医者而言,也能丰富自己的知识,精细化自己的思维,在医学求知路上不断前进。"医万个为什么——全民大健康医学科普丛书"作为科普知识的大集锦,依托山东省研究型医院协会雄厚的专家团队,凝聚起了近千名专家和中青年医学骨干力量,掀起"执好一支笔,写好小科普"热潮,在新世纪的今天,可谓功不可没,意义深远。

编好一套书,护佑数代人

科普不仅能够预防疾病的发生,很多已经发生的疾病也能够通过科普获得更好的预后。从这个意义上说,医生做科普的意义绝不亚于治病。从落实健康中国战略,到向世界发出大健康领域的"中国之声",在疾病防治上,我国医者贡献了不少中国智慧和中国方案。

"医万个为什么"脱胎于我们小时候耳熟能详的"十万个为什么"科普丛书,初读就觉得接地气、有人气。丛书聚焦的问题,也全部是与百姓息息相关的疾病疑难解答,全面、权威、可信、可靠。

尤让我耳目一新的是这套丛书创新性地采取了漫画插图以及音频植入的方式,相比单纯的文字阅读,用画图和语音的方式向读者介绍,会更直观。很多文字不易表达清楚的地方,看图、听音频会一目了然、一听而知,能切实助推健康科普知识较快为读者所掌握,不断提升大众对健康科普的认同感,相信丛书出版后,也会快速传播,成为百姓口口相传的"健康锦囊"。

凝聚一信念,擘画大健康

一头连着科普,一头连着百姓;一头连着健康,一头连着民生。

毫无疑问,"医万个为什么——全民大健康医学科普丛书"的编者们举山东之力,聚大医之智,以"善爱之心"成此巨著,已经走在了医学科普传播的最前沿,该丛书在当代医学科普领域堪称独树一帜之作。

我也殷切希望,医者同仁能怀赤子之心,笔耕不息,医防融合,不断践行"让医学回归大众"的使命,向广大人民群众普及医学知识。期待本丛书成为护佑百姓健康的"金字招牌",为助力健康中国建设做出应有贡献。

最后,向山东省研究型医院协会及各位同仁取得的成绩表示钦佩,并致以热烈的祝贺。

中国工程院院士 宁光

2023 年 5 月

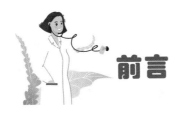

前言

人体就像一台精密复杂的仪器,体内的各个脏器及系统既各司其职,又通力合作,而血液就是它们的连接系统。

血液中的红细胞会捕获全身各处的二氧化碳在肺泡中进行交换,然后携带转换到的氧气随着动脉血流遍全身,为全身各个器官及组织细胞供氧;血液里的白细胞是人体的"卫士",也是免疫系统的重要组成部分;而血液里的血小板及凝血因子,在生理状态下维持了血液在血管内的正常流动。

由此可见,血液乃人的生命之源。也正因如此,血液系统疾病严重危害着人类的健康。

血液系统疾病是指原发于造血系统,或主要累及血液与造血组织和器官,并使其出现血液异常改变的疾病,主要包括红细胞疾病(如各种原因导致的贫血、红细胞增多症)、粒细胞疾病(如粒细胞缺乏症等)、单核细胞和巨噬细胞疾病、淋巴细胞和浆细胞疾病(如淋巴瘤、急慢性淋巴细胞性白血病、多发性骨髓瘤等)、造血干细胞疾病(如再生障碍性贫血、骨髓增生异常综合征、骨髓增殖性肿瘤、急性髓系白血病等)、出凝血性疾病(如过敏性紫癜、血小板减少症、血友病、弥散性血管内凝血等)。

由于血液不停地在体内流动,与人体各组织相互关联、相互依存、相互影响,这些特点导致血液病的症状常无特异性,常见的临床表现有贫血、出血、发热、骨痛、肝脾及淋巴结肿大等。

目前,我国常见血液病患病人数呈持续上升态势,血液病防治的任务日趋繁重。近十年来,随着医疗新技术的不断发展,血液病学相关研究也取得了突破性进展。

在血液病的诊断方面,随着细胞遗传学、流式细胞术免疫表型分析和二代测序技术等新技术在临床上的推广应用,血液病进入了精准诊断时代。

在血液病的治疗方面,由于免疫学、分子生物学、生物化学、细胞遗传学与血液学之间的相互渗透,血液病的治疗水平得到提高,恶性血液病从传统化疗及放疗阶段,逐步迈向靶向治疗、细胞免疫治疗的新阶段。

将恶性血液病的病死率进一步降低,是未来血液学科发展的一个重要方向,这是需要血液科医生、医学科研人员、患者及其家属等的相互配合、共同努力才能实现的目标。

血液病的诊断高度依赖实验室检查。对于非医务工作者,当面对骨髓象、免疫分型、染色体、荧光原位杂交(FISH)、基因突变筛查等血液病诊断方法时,很难完全理解为何要进行这些检测,更谈不上对这些检测的结果进行正确解读了。

因此,为了使更多人了解血液系统疾病诊治常识,我们编写了本书,旨在为血液病患者及其家属提供疾病诊治的科学指引,以提问答疑的方式对各类血液病的病因、诱因、临床表现、规范诊疗、进展与预后等诸多问题进行一一解答。我们力求使本书内容丰富、条理清晰,并以图文并茂的形式及通俗易懂的语言,向公众普及血液学知识。另外,本书中个别外文单词或字母缩写暂无正式中文译名,为避免讹误,未翻译为中文。

在确定了本书的编写人员后,我们立即成立了编写工作组,为书籍编纂过程中的沟通交流奠定了基础。首先,我们通过多次会议,商讨了本书的写作范围、人员分工,以及每个章节的问答内容。然后,由年轻医师负责搜集、整理资料,写出初稿。再由主编、副主编按照分工,对初稿进行修改、整理、编辑、定稿,之后采用互相审稿的模式进行校对,最后由主编全面修改,以保证内容的科学性、权威性、可读性。

在本书完稿之际,我要感谢五位副主编的辛勤付出,他们是周其锋主任医师、阎树昕副主任技师、周敏然博士、马赛博士和刘筱涵。

周其锋主任医师,系新浪微博知名健康博主——"血液科周医生"。他热衷医学科普工作,长期为《医师在线》杂志供稿,有丰富的编写医学科普文章的实践经验。阎树昕副主任技师从事血液疾病细胞形态学研究30余年,在血液疾病的细胞形态学诊断方面积累了丰富的经验。山东大学齐鲁医院血液内科的周敏然和马赛博士,多年奋战在血液内科的临床一线,有丰富的专业经验。刘筱涵在插图整理、文字修改、出版对接等方面做了大量工作。

此外,我要特别感谢山东省研究型医院协会会长胡三元教授邀请我担任本书的主编。

我还要感谢山东大学出版社的医学编辑们,他们为本书的顺利出版付出了巨大努力。希望本书可以为大家进一步了解血液疾病的知识提供帮助。

2023 年 11 月

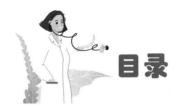

目录

白细胞疾病

白细胞减少

骨髓增生异常综合征

急性髓系白血病

急性淋巴细胞白血病

淋巴瘤

认识淋巴瘤

霍奇金淋巴瘤

非霍奇金淋巴瘤

浆细胞疾病

骨髓增殖性肿瘤

血液肿瘤免疫治疗

骨髓穿刺术和腰椎穿刺术

骨髓穿刺术

腰椎穿刺术

血液病常用实验室检查

血常规

染色体检查

流式细胞术

PCR 技术

FISH 技术

二代测序

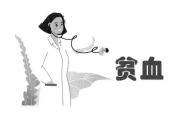

有关贫血的小知识

1.什么是贫血？

贫血是血液科的常见病症，主要表现为血常规检查中血红蛋白（Hb）浓度低于正常值。在我国海平面地区，成年男性的血红蛋白低于 120 克/升、非妊娠女性的血红蛋白低于 110 克/升、孕妇的血红蛋白低于 100 克/升就可诊断为贫血。

2.哪些人群容易出现贫血？

我国发生贫血的人口高于西方国家，那么哪些人群容易出现贫血呢？从性别上来看，贫血患者中女性明显多于男性；从年龄上来看，老年患者和儿童患者多于中青年患者。此外，有 30%～40% 的婴幼儿患有贫血，这主要是由于母亲孕期贫血造成新生儿从母体中吸收的造血物质不足。妇女贫血发病率高达 64.4%，女性在月经、怀孕时自身及胎儿对造血物质的双重需求以及分娩出血，都是造成女性易患贫血的直接原因。

3.出现哪些症状时就要警惕是不是患了贫血？

因为人体的皮肤、嘴唇是否红润是由血红蛋白浓度决定的，所以贫血患者的直观表现就是面色苍白。

血红蛋白在人体内的作用相当于运送氧气的"快递小哥"，红细胞将人们吸入的氧气运送到各个组织器官。若"快递小哥"的总体数量减少了，那要完成同样的工作量就需要剩下的红细胞"加班加点"了。

但要注意的是,贫血不仅会使患者面色苍白,还会导致患者的组织器官缺氧从而影响机体各个脏器的功能:

(1)若影响到神经系统,患者会出现乏力、头痛、眩晕、疲倦、失眠、多梦、耳鸣、记忆力减退、注意力不集中等症状。

(2)若影响到心肺系统,患者会出现呼吸心率增快、活动后心悸气短等症状。

(3)若影响到消化系统,患者会出现消化不良、腹胀、食欲降低等症状。

(4)泌尿生殖系统也可能受到影响,患者表现为少尿或多尿,育龄期女性可能出现月经周期紊乱等。

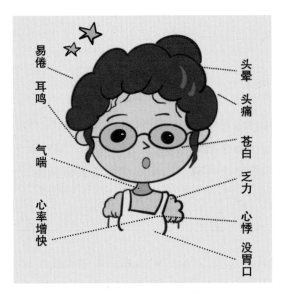

4.贫血只是营养不良吗?

一说起贫血,很多人会认为贫血就是营养不良。但事实上,贫血并非如大家所想的那么简单。贫血常常伴随其他疾病,或者说它是其他疾病的一种表现,甚至还可能伴随着肿瘤的发生。

据统计,10%～40%的肿瘤患者可能合并有贫血,尤其是多发性骨髓瘤、淋巴瘤、胃癌、结肠癌等。当患者出现不明原因的慢性贫血、持续加重的贫血、贫血伴有腹部不适等情况时,一定要尽快到医院就诊查明病因。

5.怎样判断贫血程度?

大家经常会听到医生说轻度贫血、中度贫血、重度贫血等,那具体是如何划

分的呢？其实这是根据血红蛋白浓度,以 30 克/升、60 克/升、90 克/升为界值,将贫血严重程度划分为以下四种:

(1)轻度贫血:90 克/升至正常参考值。

(2)中度贫血:60～90 克/升。

(3)重度贫血:30～60 克/升。

(4)极重度贫血:<30 克/升。

需要注意的是重度、极重度贫血会对身体健康造成严重伤害,极重度贫血甚至可威胁患者的生命,需要立即处理。因此,当大家发现血常规中血红蛋白浓度<60 克/升时,应立即就医。

6.轻度贫血需要重视吗?

如果血红蛋白浓度低于 110 克/升,就应到医院进一步检查确诊。患者可以隔 1～2 个月到医院复查一次,多次检查后如血红蛋白仍低于正常值,那就有必要查明贫血的原因。月经紊乱、寄生虫病、胃肠道失血都会引起轻度贫血。如果患者看到贫血就认为是缺铁而随便补铁,不仅一点效果都没有,还有可能影响对贫血病因的查找。即使患者服用补铁剂,使贫血状况暂时得到改善,但如果没有找出真正的病因,患者只要一停药,3～6 个月内贫血仍会复发。

更需要警惕的是,一些血液系统恶性疾病,如白血病、骨髓增生异常综合征等,最初也可能表现为轻度贫血,如果不立即做进一步检查,就会延误疾病的诊断和治疗。

7.贫血会遗传吗?

贫血是否遗传主要取决于贫血的原因,大部分贫血是不会遗传的,仅有少部分由遗传性疾病导致的贫血有遗传倾向。缺铁性贫血、失血性贫血、巨幼细胞贫血、再生障碍性贫血以及骨髓增生异常综合征、淋巴瘤、白血病导致的贫血不会遗传,而地中海贫血、遗传性球形红细胞增多症、镰刀形细胞贫血、葡萄糖-6-磷酸脱氢酶缺乏症都与遗传有关。

8.偏食会导致贫血吗?

偏食大多会导致贫血。长期偏食会造成体内营养元素摄入不足,如缺乏维生素或者微量元素的时候,就会造成体内缺铁,从而发生贫血。如果患者贫血不是太严重,则可以通过日常饮食进行补充,如多吃动物肝脏或含蛋白质比较丰富的食物。但如果贫血比较严重，就需要去医院做血常规等检查，遵医嘱服用相关药物，也就是大家常说的"缺什么补什么"。

9.出现贫血后都需要输血吗?

出现贫血是否需要输血，则应具体情况具体分析。如果是急性大出血造成的贫血，就需要尽快输血，以补充丢失的血容量。如果慢性失血造成血红蛋白浓度在 60 克/升以下，并伴有头晕、心慌、胸闷等症状者可酌情输血，否则就不需要输血。此外，对于冠心病患者和老年患者，当血红蛋白浓度在 60 克/升以下时，需要医生根据患者具体情况，决定是否给予输血治疗。

10.贫血患者可以做手术吗?

贫血患者能否手术，需要根据贫血程度进行判断。前文提到，贫血程度可划分为四个类型：如果贫血为轻度，一般可以耐受手术；如果贫血为中度或以上，机体对手术的耐受性差，且术后不易恢复，尤其是进行较大手术时，建议纠正贫血后再行手术；如果为急症手术，可考虑紧急输注红细胞悬液，纠正贫血后再行手术。

（周敏然）

缺铁性贫血

1.什么样的人易患缺铁性贫血?

缺铁性贫血是全球发生率最高的一种贫血，尤其是在发展中国家。有数据显示，婴幼儿和儿童是缺铁性贫血最常见的发病群体。婴幼儿生长发育非常迅速，对营养物质的需求量巨大。如果喂养不当或者辅食添加不足，婴幼儿就容易发生缺铁性贫血。

女性月经量过多或者月经持续时间过长，易造成铁丢失，也会出现缺铁性贫血。孕妇属于特殊群体，随着胎儿不断长大，对营养物质的需求也越来越多。此外，有些孕妇在怀孕初期会出现严重的早孕反应，食欲变得很差，摄入的营养物质不能满足身体的需求，更容易患上缺铁性贫血。进入青春期的女性开始出现月经，经期会流失大量的铁，因此这一时期的女性很容易患上缺铁性贫血。

老年人的消化功能比较差,且对食物的吸收利用率随着年龄增大不断降低,容易出现缺铁问题,从而患上缺铁性贫血。

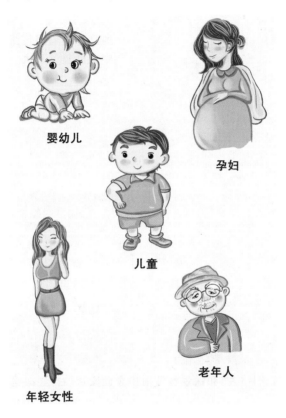

婴幼儿

孕妇

儿童

年轻女性

老年人

2.缺铁会对人体产生什么影响?

铁是合成血红蛋白的原料,血红蛋白位于红细胞内,而红细胞又是全身组织和器官的"氧气快递员"。因此,缺铁造成缺铁性贫血时,患者主要表现为乏力、头晕、面色苍白、毛发干枯、指(趾)甲松脆、食欲缺乏等,影响其生活质量。

3.诊断缺铁性贫血需要做哪些检查?

首先要进行血常规检查,看血常规中红细胞平均体积、平均红细胞血红蛋白含量、平均红细胞血红蛋白浓度是否降低,还需要行铁代谢检查,包括血清铁蛋白、血清铁、转铁蛋白饱和度以及总铁结合力等。此外,骨髓穿刺检查(骨髓常规及铁染色)对于确诊缺铁性贫血也非常重要。

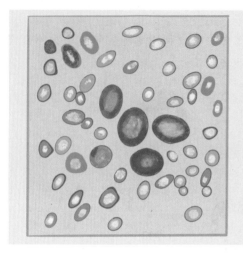

血涂片中可见红细胞体积小，
中央淡染区扩大

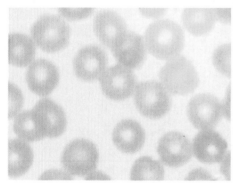 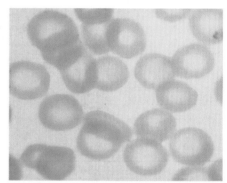

健康人血涂片(左)和缺铁性贫血患者血涂片(右)红细胞对比图

4.吃什么食物可以补铁?

瘦肉(红肉)含有肌红蛋白,铁整合在肌红蛋白里面,人食用瘦肉后以肌红蛋白铁的形式直接吸收,可用于人体制造血红蛋白。

因此,除了口服补铁剂,平时多吃红肉补铁最快,如牛肉、羊肉或猪瘦肉;也可通过多吃动物肝脏或动物血,如猪血、羊血、鸭血补铁。此外,某些植物性食物和水果也有补铁效果。补铁的植物性食物有黑木耳、海带、菠菜、紫菜、香菇、芹菜等,补铁的水果有樱桃、火龙果、橙子、菠萝等。需要注意的是,食物补铁主要起预防作用,若严重缺铁,应遵医嘱进行药物补铁治疗。

含铁丰富和能促进铁吸收的食物

西蓝花	贝壳类	鸡腿	猪肉	猪肝
木耳	豆角、干豆类	虾	菠菜	葡萄干
土豆	蛋黄	西瓜	牛肉	铁化谷物类

5.喝茶过量容易引起贫血吗?

适量喝茶一般不会引起贫血,但长期大量喝浓茶有可能会引起缺铁性贫血,因为茶叶中所含的鞣酸会影响肠道对铁的吸收。长期大量喝浓茶的人,若出现皮肤苍白、四肢无力、头晕眼花、食欲缺乏、消化不良、口角炎、舌炎等症状,此时应考虑缺铁性贫血。因此,平时喝茶要适量,缺铁性贫血患者在补铁治疗时则不能继续喝浓茶。

6.经常喝咖啡会引起贫血吗?

咖啡中同样含有鞣酸,可影响铁元素的吸收,长期大量饮用咖啡的人,容易引起缺铁性贫血。因此,缺铁性贫血患者在补铁治疗时,需禁饮咖啡。

7.为什么缺铁性贫血总是反复发作?

缺铁性贫血的治疗,最重要的是祛除病因,而补充铁剂只是对症治疗。

引起缺铁性贫血的原因较多,如女性月经量过多(宫内放置节育环、子宫肌瘤及月经失调等)、妊娠或哺乳以及长期不明原因的腹泻、慢性肠炎、克罗恩病、慢性胃肠道失血(包括痔疮、胃十二指肠溃疡、食管裂孔疝、消化道息肉、胃肠道肿瘤、寄生虫感染、食管或胃底静脉曲张破裂)等。其中,女性最常见的原因是月经量过多,而男性最常见的原因是慢性胃肠道失血。若上述病因不能及时祛除,那么缺铁性贫血就会反复发作。

此外,部分患者因不能耐受口服铁剂的不良反应,或未遵医嘱服用,可导致补铁不充分;部分患者则认为血红蛋白正常即可停药,导致体内的铁储存量未补足,造成贫血反复发作。建议患者在血红蛋白正常后,继续口服铁剂 4～6 个月,待铁蛋白正常后再停药。

8.食用阿胶、大枣和红糖真的可以补铁吗?

常听有人说,阿胶、大枣和红糖可以补血,但真相却是它们对补铁补血帮助并不大!

阿胶是由驴皮熬制而成,其主要成分是胶原蛋白,每 100 克阿胶仅含铁 4.7 毫克。而且,考虑到阿胶一次食用过多可能造成腹泻、腹胀等不适症状,故每日食用阿胶一般不超过 15 克,这样计算下来每日仅摄入铁 0.7 毫克左右。红糖其实是未精炼的蔗糖,其中 96.6% 的成分是糖类,铁含量非常少。此外,大枣的含铁量也不算太高。所以,吃这些食物对补铁的帮助不大。

9.如何预防缺铁性贫血?

在日常生活中做到以下几点,就可以预防缺铁性贫血:

(1)祛除缺铁的病因:积极祛除患者铁不足或缺铁性贫血的病因,如积极治疗慢性失血性疾病,缺铁性贫血患者补充足量铁剂,可有效预防患者缺铁性贫血的发生。

(2)加强婴幼儿、青少年、妇女和老年人的营养保健:对于婴幼儿应提倡母乳喂养,及时添加富含铁且易吸收的辅食,如肝泥、鱼肉泥等。对于早产儿、低体重儿,出生后 2 个月左右即给予铁剂预防缺铁。对于青少年应给予合理膳食搭配,及时纠正挑食、偏食等不良饮食习惯。对于孕妇、哺乳期妇女可补充铁剂、加强营养,定期开展孕产期保健。对于老年人应注意营养均衡,纠正偏食、素食,定期查体,做到早发现、早治疗。

(周敏然)

巨幼细胞贫血

1.什么是巨幼细胞贫血?

叶酸和(或)维生素 B_{12} 是细胞核 DNA 合成过程中重要的辅酶,巨幼细胞贫血是由于缺乏叶酸和维生素 B_{12} 引起的。骨髓中出现"巨幼细胞"是其特征,巨幼细胞贫血也因此得名。

由于血细胞 DNA 合成障碍、细胞核发育停滞，而细胞质继续发育成熟，出现所谓"核幼浆老"现象，形成体积较正常细胞偏大的"巨幼细胞"，并在未出骨髓这一"造血工厂"前就被破坏，使得外周血中的血细胞减少，从而导致贫血。

2.什么样的人容易患巨幼细胞贫血？

（1）营养摄入不足的人群：包括长期偏食、素食、挑食或者减肥人群，由于每天摄入的蛋白质、维生素和热量不足，会诱发巨幼细胞贫血。另外，青少年生长发育及孕妇都对叶酸及维生素 B_1 的需求量增加，若摄入不足，就容易造成巨幼细胞贫血。

（2）吸收障碍的人群：造血原料，如铁元素、叶酸或维生素 B_{12}，都在十二指肠和空肠上段吸收，所以不完全性幽门梗阻或胃大部切除术后患者，往往对造血原料的吸收明显减少，从而造成巨幼细胞贫血。

3.巨幼细胞贫血患者可能出现哪些症状？

巨幼细胞贫血患者的临床表现，主要有以下几个方面：

（1）血液系统表现：该病起病缓慢，患者常有面色苍白、乏力、头晕、心悸等贫血症状。重者可出现全血细胞减少，反复感染和出血的情况，少数患者可出现轻度黄疸。

（2）消化系统表现：出现舌乳头萎缩，舌面呈"牛肉样舌"或"镜面舌"，可伴舌痛。胃肠道黏膜萎缩可引起食欲缺乏、恶心、腹胀、腹泻或便秘等不适。

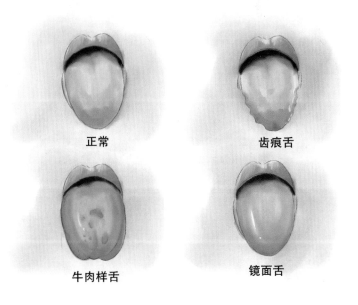

正常　　　　　　　　　齿痕舌

牛肉样舌　　　　　　　镜面舌

（3）神经系统表现和精神症状：有些患者可能会出现手脚麻木、走路不稳、味觉和嗅觉减退、胳膊或双腿不受控制、视力下降、眼前发黑等不适症状，更有甚者可出现大小便失禁的情况。

4.导致巨幼细胞贫血的罪魁祸首是什么?

该病的罪魁祸首是叶酸或维生素 B_{12} 的缺乏，而饮食中缺乏叶酸、维生素 B_{12} 或内因子是该病发生的直接病因。内因子可保护维生素 B_{12} 不受胃肠道分泌液破坏，其缺乏会引起维生素 B_{12} 的吸收障碍，从而造成维生素 B_{12} 缺乏，最终发生巨幼细胞贫血。

5.巨幼细胞贫血患者需要做哪些检查?

通常情况下，巨幼细胞贫血患者需进行以下检查：

（1）血液方面：如血常规、血清维生素 B_{12} 或（和）叶酸测定。

（2）骨髓穿刺：骨髓常规可以明确诊断该病，具体如下图所示：

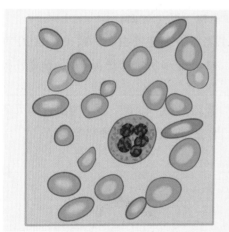

血涂片中可见红细胞大小不等，椭圆形红细胞、异型红细胞增多，中性粒细胞分叶过多

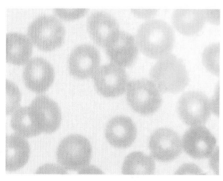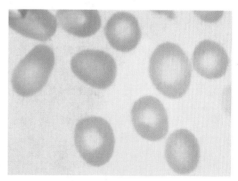

健康人群血涂片(左)和巨幼细胞贫血患者血涂片(右)红细胞对比图

6.食补可以治疗巨幼细胞贫血吗？

单纯以食补治疗该病的效果较差，患者应在医生指导下补充足量的叶酸和维生素 B_{12}。此外，建议患者多吃动物内脏及绿叶蔬菜。

7.如何正确治疗巨幼细胞贫血？

（1）一般治疗：即治疗基础疾病、祛除病因，加强营养知识的教育，纠正偏食和不良的烹调习惯（如避免长时间烹煮）。

（2）补充治疗：为患者补充足量叶酸和维生素 B_{12}，直到补足应有的储存量。叶酸缺乏一般选口服叶酸片 5～10 毫克，每日三次；对于吸收障碍的患者可以肌内注射四氢叶酸钙 3～6 毫克，每日一次，一直到血象完全恢复。如果伴有维生素 B_{12} 缺乏，单纯用叶酸可加重神经系统的症状，应联合使用维生素 B_{12}；维生素 B_{12} 缺乏可给予肌内注射维生素 B_{12}，直到血红蛋白恢复正常。恶性贫血或者胃全部切除的患者需终身维持治疗。维生素 B_{12} 缺乏伴有神经症状，要给予长期、大剂量补充治疗。

8.如何预防巨幼细胞贫血？

巨幼细胞贫血的预防措施，是根据患者的具体病因来确定的：

（1）营养性巨幼细胞贫血患者：日常生活中，应注意多食新鲜绿叶蔬菜，同时注意食物的合理搭配，比如适当进食猪肝等富含维生素 B_{12} 的食物，切勿偏食。由于长时间加热会破坏叶酸，因此对绿色蔬菜不宜烹煮时间过长。

（2）妊娠期巨幼细胞贫血患者：孕期应补充足量的叶酸，世界卫生组织推荐孕妇每日叶酸需要量为 800 微克，哺乳期为 600 微克。

（3）巨幼细胞贫血的婴儿：应提倡母乳或新鲜牛乳喂育，及时添加各种辅食。

（4）胃大部切除患者：可口服叶酸和肌内注射维生素 B_{12}。

（5）其他：溶血、肿瘤引起的巨幼细胞贫血，应积极治疗原发病，同时补充足量叶酸和维生素 B_{12}。

9.巨幼细胞贫血能治好吗？

巨幼细胞贫血能否治好，主要取决于造成巨幼细胞贫血的原因是否祛除。如果患者是因叶酸及维生素 B_{12} 摄入减少，或需求量增加，则是可以被彻底治好的。

如果患者是因某些器质性疾病造成叶酸及维生素 B_{12} 吸收利用障碍,比如空肠术后、全胃切除术后、内因子缺乏、慢性胰腺疾病等,则往往不能被彻底治好。

如果患者是因叶酸或维生素 B_{12} 丢失过多,如尿毒症患者血液透析造成的巨幼细胞贫血,也不能被彻底治好。

(周敏然)

再生障碍性贫血

1.什么是再生障碍性贫血?

相信许多人知道"再障"这个疾病,其实"再障"就是再生障碍性贫血的简称。它是由多种病因和机制引起的骨髓造血功能衰竭,患者的骨髓类似"不毛之地",表现为骨髓造血细胞明显减少,非造血细胞明显增加。患者的血常规检查常表现为全血细胞减少,也就是白细胞、红细胞和血小板数量均低于正常的情况。因为造血细胞减少引起红细胞、白细胞和血小板减少,红细胞减少可出现贫血,白细胞减少可出现感染,血小板减少可引起出血。

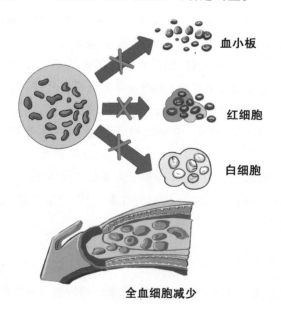

血小板

红细胞

白细胞

全血细胞减少

2.患者出现全血细胞减少是得了再生障碍性贫血吗？

再生障碍性贫血会出现全血细胞减少，但全血细胞减少并不等同于"再障"。

造成全血细胞减少的疾病非常多，再生障碍性贫血只是其中之一，其他常见的疾病还包括巨幼细胞贫血、骨髓增生异常综合征、阵发性睡眠性血红蛋白尿症、急性白血病、淋巴瘤、多发性骨髓瘤、脾机能亢进、系统性红斑狼疮、尿毒症等。

由此可见，全血细胞减少不一定就是再生障碍性贫血，发现全血细胞减少时，还需由专科医生查找病因。

3.哪些人容易患再生障碍性贫血？

部分患者的病因不明，但继发性再生障碍性贫血可能与以下因素有关：

（1）经常接触 X 线等高能射线辐射。

（2）长期接触某些化学毒物和某些药品，如苯及其衍生物、杀虫剂、氯霉素、磺胺类药物等。

（3）病毒感染：主要是患病毒性肝炎者，其次是 EB 病毒、微小病毒 B_{19}、巨细胞病毒感染者。

4.药物能引起再生障碍性贫血吗？

是的，部分药物会引起再生障碍性贫血，引起再生障碍性贫血的药物大致分为以下两种类型：

（1）一类是与剂量有关：药物达到一定剂量就会引起该病，如各种抗肿瘤药物。

（2）另一类与剂量无关：它是某些患者对药物的特异性反应，只要使用了就会出现再生障碍性贫血，最常见的药物是氯霉素。因此，氯霉素已经没有静脉制剂了。

5.再生障碍性贫血与肝炎有关系吗？

有些病毒性肝炎患者会伴有再生障碍性贫血，分为急性型和慢性型。肝炎相关性再生障碍性贫血是病毒性肝炎最严重的并发症。

（1）急性型：较多见、起病急、发病年龄小，肝炎和再生障碍性贫血发病间隔平均 2 个月余。这时肝炎大多处于恢复期，但再生障碍性贫血病情重，患者生存时间短。

(2)慢性型:较少见,大多数患者在慢性乙型肝炎基础上发病,病情轻,肝炎和再生障碍性贫血发病间隔时间长,患者生存时间也长。

6.再生障碍性贫血是恶性病吗?

虽然重型再生障碍性贫血因血细胞的量极低,能危及生命,但是再障无肿瘤细胞,因此它不是恶性病。

7.再生障碍性贫血会遗传吗?

绝大部分再生障碍性贫血是后天获得的,遗传性再生障碍性贫血罕见。最常见的遗传性再生障碍性贫血是范可尼贫血、先天性角化不良以及儿童胰腺功能不全合并中性粒细胞减少症综合征等。

8.得了再生障碍性贫血需要做哪些检查?

(1)血常规检查:全血细胞及网织红细胞减少,淋巴细胞比例增高。至少符合以下三项中的两项就确诊该病:血红蛋白<100克/升,血小板计数<50×10^9/升,中性粒细胞计数<1.5×10^9/升。

(2)多部位骨髓穿刺(一般需包括髂骨和胸骨穿刺):多部位骨髓增生减低或重度减低;非造血细胞(淋巴细胞、网状细胞、浆细胞、肥大细胞等)比例增高;巨核细胞明显减少或缺如;红系细胞和粒系细胞均明显减少。

(3)髂骨骨髓活检:全片骨髓增生减低,造血组织减少,脂肪组织和(或)非造血细胞增多,无恶性细胞。

(4)骨髓核素扫描:中心骨髓显像示造血活性减低。

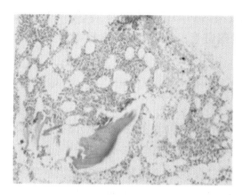

健康人群骨髓活检(左)和再生障碍性贫血患者骨髓活检(右)对比图

9.怎样判断再生障碍性贫血的严重程度?

再生障碍性贫血分为重型、极重型和非重型。

(1)重型需要达到下面两条标准:①骨髓细胞增生程度低于正常值的 25%;如达到正常值的 25%但低于 50%,则残存的造血细胞应低于 30%。②血常规检查存在下列三项中的两项:中性粒细胞计数<0.5×10^9/升,网织红细胞绝对值<20×10^9/升,血小板计数<20×10^9/升。

(2)极重型是在重型的基础上,中性粒细胞数目更低,为低于 0.2×10^9/升。

(3)没有达到重型再障标准的就是非重型再障。

10.为什么医生要反复为患者做骨髓穿刺?

由于患者的造血分布不均匀,某些部位造血功能尚可,另一些部位则造血较差,因此需要对患者进行多部位穿刺(如髂前上棘、髂后上棘、胸骨柄)。尤其对于第一次骨髓穿刺结果有疑问的患者,更应换部位多次进行骨髓穿刺和骨髓活检。

11.如何治疗再生障碍性贫血?

(1)支持治疗:输血纠正贫血、输注血小板预防出血、控制感染,若反复输血引起铁过载可以祛铁治疗。

(2)病因治疗:如果有明确病因应该去除。

(3)针对发病机制的治疗

1)促造血治疗:使用雄激素和造血生长因子,雄激素有司坦唑醇、十一酸睾丸酮等;造血生长因子有针对粒细胞减少的重组人粒细胞刺激因子,针对严重贫血的重组人促红细胞生成素,针对血小板减少的重组人血小板生成素、艾曲泊帕等。

2)造血干细胞移植:对年龄不超过 35 岁、有人类白细胞抗原(HLA)相合同胞供者的重型患者,如无活动性感染和出血,首选 HLA 相合同胞供者造血干细胞移植。另外,患者进行造血干细胞移植后,还需要根据医嘱继续用药一段时间。

3)免疫抑制治疗:是抑制机体免疫作用的药物。目前研究认为,再生障碍性贫血患者存在 T 淋巴细胞异常活化、功能亢进,介导了造血干细胞过度凋亡引起骨髓造血衰竭。因此,免疫抑制剂在再障治疗中有重要地位,常用的有抗胸腺球蛋白（ATG）、抗淋巴细胞球蛋白（ALG）和环孢素 A。免疫抑制剂治疗对多数再障患者有效。

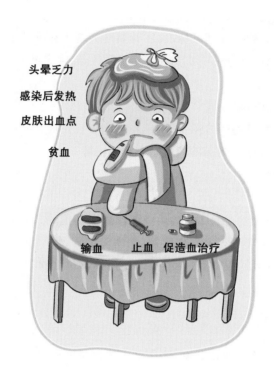

12.药物治疗需要持续多长时间？

血液病专家普遍认为，药物治疗再生障碍性贫血所需要的时间取决于患者对治疗的反应。接受 ATG、ALG 和环孢素 A 治疗的患者应定期检查血常规、肝功及血生化等项目，以便及时评价疗效，并观察药物的不良反应。此外，由于环孢素 A 减量过快会增加复发风险，一般建议缓慢减量，疗效达平台期后应持续服药至少 12 个月，部分患者需要长期服药。

13.再生障碍性贫血治疗期间需要定期复查吗？

是的，患者需要定期复查，原因如下：

（1）环孢素 A 浓度需要监测：治疗再障的药物都有一定的不良反应，通过复查可保证确切的疗效以及可耐受的不良反应。

（2）患者在治疗期间可能会出现病情变化：部分患者在晚期可能出现病情变化，比如转化为阵发性睡眠性血红蛋白尿症、骨髓增生异常综合征等。

14.再生障碍性贫血可以治愈吗?

再障能否治愈取决于患者病情的严重程度、对药物的反应等多方面因素。非重型患者多数可达到缓解甚至基本治愈的效果,而接受造血干细胞移植的重型再障患者,约80%可获得长期生存。

15.再生障碍性贫血患者,日常生活需要注意什么?

(1)应注意个人卫生,避免去人多的公共场所。

(2)忌食辛辣刺激食物,建议高蛋白、清淡饮食。

(3)重型再障患者血小板明显减低时,应避免运动,以预防内脏出血、脑出血的发生。

16.什么是纯红细胞再生障碍性贫血?

纯红细胞再生障碍性贫血(简称"纯红再障")是一种较少见的、以骨髓中单纯红系造血障碍为表现的综合征。由于纯红再障患者仅有红细胞减少,而无白细胞和血小板减少,需通过骨髓穿刺和活检等检查来明确诊断。

17.纯红细胞再生障碍性贫血的病因有哪些?

根据有无明确诱因可将纯红再障分为原发性和继发性两种。

原发性就是指没有明确原因的纯红再障。引起继发性纯红再障的病因众多,包括肿瘤(胸腺瘤、大颗粒淋巴细胞白血病等)、感染(人微小病毒 B_{19} 等)、自身免疫性疾病(系统性红斑狼疮等)、药物(重组人促红细胞生成素、苯妥英钠等)、ABO 血型不合的异基因造血干细胞移植后等。

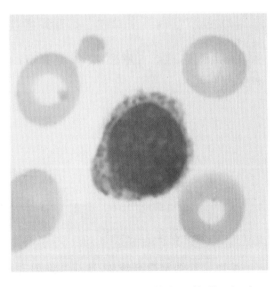

大颗粒淋巴细胞白血病的大颗粒淋巴细胞

18.如何治疗纯红细胞再生障碍性贫血？

一旦患者确诊纯红再障，应立即停用所有可疑药物。对于胸腺瘤患者，应进行手术切除。对于其他恶性肿瘤及自身免疫性疾病等引起的纯红再障，应积极治疗原发病。

在原发病得到有效控制后，大多数继发性纯红再障患者可获得缓解。对原发性纯红再障，或原发病治疗后仍不缓解的继发性纯红再障可选择免疫抑制治疗，如糖皮质激素、环孢素 A、环磷酰胺、甲氨蝶呤、西罗莫司等。

19.纯红细胞再生障碍性贫血能自愈吗？

一般而言，药物和病毒诱发的急性纯红再障是自限性的，多在 $1\sim3$ 周内自行康复。

20.为什么有些纯红细胞再生障碍性贫血患者需要做血浆置换？

血液学专家普遍认为，血浆置换仅适用于 ABO 血型不合的、异基因造血干细胞移植后发生的纯红再障患者，因为血浆置换会清除患者血液中存在的自身红细胞抗体。

21.纯红细胞再生障碍性贫血患者也可以进行造血干细胞移植吗？

一般来说，纯红再障患者极少选择造血干细胞移植，只有少数难治性患者才考虑使用。

（马赛）

溶血性贫血

1.什么是溶血性贫血？

溶血是红细胞遭到破坏，造成红细胞寿命缩短的过程。由于骨髓造血代偿能力强，只有当溶血引起的红细胞破坏超过骨髓造血代偿能力，才会引发溶血性贫血。溶血性贫血简称"溶贫"，其患者占全部贫血患者的 5% 左右，可发生于任何年龄段。不同病因导致的溶血性贫血，其红细胞破坏的机制不同，并造成不同临床表现及实验室检查的改变。

2.溶血性贫血有哪几种常见类型？

溶血性贫血有多种临床分类方法，具体分类如下：

（1）按发病快慢可分为急性溶血和慢性溶血，按溶血部位可分为血管内溶血和血管外溶血。

（2）按病因和发病机制分类如下：

1）发病因素在红细胞自身的有红细胞膜缺陷、红细胞酶缺陷、珠蛋白异常的溶血性贫血：①红细胞膜缺陷所致的溶血性贫血，如遗传性球形红细胞增多症。②红细胞酶缺陷所致的溶血性贫血，如葡萄糖-6-磷酸脱氢酶缺乏症。③珠蛋白异常所致的溶血性贫血，如地中海贫血。

2）发病因素为红细胞外部因素所致的溶血性贫血，如自身免疫性溶血性贫血、药物或感染引起的溶血性贫血等。

3.溶血性贫血患者会有哪些症状？

溶血性贫血的症状与溶血发生的部位、程度、速率、持续时间，以及心肺代偿能力和基础病相关，不同患者之间可有明显差别。

慢性溶血多为血管外溶血，患者起病缓慢，表现为贫血、黄疸和脾大三大特征。由于病程较长，患者呼吸和循环系统往往对贫血有良好的代偿能力，所以症状较轻。溶血所致的黄疸多为轻至中度，不伴皮肤瘙痒。由于长期的高胆红素血症，患者可并发胆石症和肝功能损害。

急性溶血发病急骤，短期大量溶血可引起患者寒战、发热、头痛、呕吐、四肢腰背疼痛及腹痛，出现血红蛋白尿。严重者可发生周围循环衰竭和急性肾衰竭，随后出现黄疸和其他严重贫血的症状和体征。

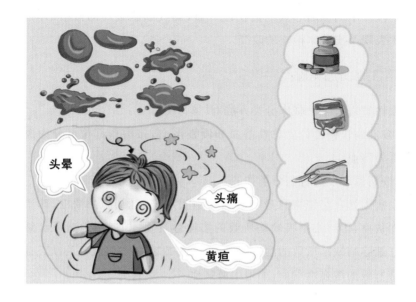

4.诊断溶血性贫血需要做哪些检查?

诊断溶血性贫血分两步,第一步要明确是不是溶血性贫血,第二步要明确是哪种溶血性贫血。明确是不是溶血性贫血,需要做以下检查:

(1)一般性检查:血常规,可以确定有无贫血。

(2)红细胞破坏增加的检查:如胆红素、血红蛋白尿、含铁血黄素尿、乳酸脱氢酶、外周血涂片等。

(3)红细胞代偿性增生的检查:如网织红细胞计数、骨髓穿刺等。

明确是哪种溶血性贫血后,在初步判断病因的基础上,有针对性地选择特殊检查,如进行抗人球蛋白试验、酸溶血试验、血红蛋白电泳、红细胞渗透脆性试验、红细胞葡萄糖-6-磷酸脱氢酶活性定量测定等。

5.哪些原因会引起溶血性贫血?

造成溶血的原因有 200 多种,大致可分为红细胞本身的内在缺陷以及红细胞外部的因素异常。

红细胞的内在缺陷中除了阵发性睡眠性血红蛋白尿症外,几乎全部是遗传性疾病。红细胞外部的因素异常引起溶贫多是获得性的,如自身免疫性溶血性贫血、微血管病性溶血性贫血、感染引起的溶血性贫血、药物引起的溶血性贫血等。

6.服用哪些药物可能会诱发溶血性贫血？

会诱发溶血性贫血的常见药物有磺胺类、头孢菌素、青霉素、氟达拉滨等。有溶血性贫血病史的患者，需谨慎选择药物。

7.应该如何预防药物诱发的溶血性贫血？

预防药物诱发溶血性贫血的关键是避免服用诱发溶血性贫血的药物。只要怀疑是药物诱发的溶血性贫血，就应该立即停药，并避免应用一切可能诱发溶血发作的药物。药物诱发的溶血性贫血在停用药物后，病情很快会得到缓解。

8.如何治疗溶血性贫血？

关于溶血性贫血的治疗，大体分为以下两种：

（1）病因治疗：是针对溶血性贫血发病机制的治疗，如药物诱发的溶血性贫血，应立即停药并避免再次用药；自身免疫性溶血性贫血则应采用糖皮质激素或利妥昔单抗或脾切除术治疗等。

（2）对症治疗：是针对贫血及溶血性贫血引起的并发症的治疗，如输注红细胞，纠正急性肾衰竭、休克、电解质紊乱，抗血栓形成，补充造血原料等。

9.溶血性贫血会遗传给下一代吗？

溶血性贫血可分为遗传性和获得性。遗传性溶血性贫血包括红细胞膜缺陷所致的溶血性贫血（如遗传性球形红细胞增多症）、红细胞酶缺陷所致的溶血性贫血（如葡萄糖-6-磷酸脱氢酶缺乏症）、珠蛋白生成障碍所致的溶血性贫血（如地中海贫血）等。

10.溶血性贫血可以输血吗？

溶血性贫血尤其是自身免疫性溶血性贫血，可通过输血纠正贫血，以改善患者症状，但存在极大风险，应当特别谨慎。因此，输血适用于溶血危象或极重度贫血，以及短期内可能危及患者生命，或有冠心病、心衰等基础疾病的患者，且以输注洗涤红细胞为首选。

另外，输血时还应避免大量、快速输血，因为输入的红细胞可能被自身抗体破坏，也可能因既往输血或妊娠产生的异体抗体而加重溶血。

11.遗传性球形红细胞增多症的常见表现有哪些?

遗传性球形红细胞增多症在任何年龄均可发病,临床表现为反复发生的溶血性贫血、间歇性黄疸和不同程度的脾大。

正常的红细胞为"双凹面圆盘状",而球形红细胞呈球形,其变形性及柔韧性都较正常红细胞差,当通过脾脏时容易被阻留破坏。

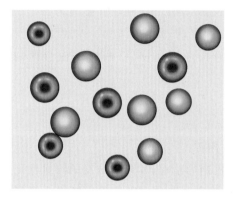
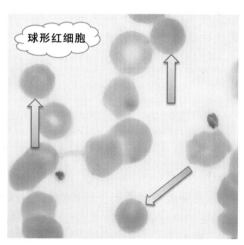

正常红细胞为
"双凹面圆盘状"　　球形红细胞呈球形

12.遗传性球形红细胞增多症是怎样遗传的?

遗传性球形红细胞增多症多为常染色体显性遗传,少数为常染色体隐性遗传,无家族史的散发病例可能为新发生的基因突变所致。

13.遗传性球形红细胞增多症患者需要切脾吗?

切脾对大多数遗传性球形红细胞增多症患者有显著疗效。虽然切脾后患者的球形红细胞依然存在,但不会再被脾脏破坏了,贫血也可以得到纠正。切脾数天后,即可见黄疸减轻和血红蛋白浓度上升,还可防止胆石症和再障危象等并发症的发生。

年龄较大的儿童和成人患者不一定需要切脾,如患者病情轻微,无须输血,则无手术切脾指征。小儿患者(小于6岁)切脾后,发生严重细菌感染(特别是肺炎球菌感染)的机会显著增加,感染死亡率可高出正常人群200多倍。因此,除非患儿病情较重(需经常输血或影响生长发育),应待年龄超过6岁后再进行切脾手术。

14.什么是蚕豆病?

蚕豆病是一种由于进食蚕豆引起的急性血管内溶血性贫血,与患者体内葡萄糖-6-磷酸脱氢酶缺乏有关。因此,蚕豆病患者或家族中有蚕豆病史者,均应禁食蚕豆。

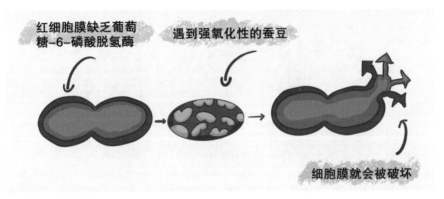

15.什么是地中海贫血?

人血红蛋白是由 2 条 α 链及 2 条 β 链分别与 4 个血红素分子结合形成的蛋白质。地中海贫血即珠蛋白生成障碍性贫血,因 1 条或多条珠蛋白合成障碍,导致无效性红细胞生成,是一组遗传性、临床表现各异的溶血性贫血。其中,α 及 β 地中海贫血是临床上最常见的两种类型。

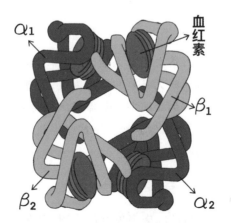

地中海贫血患者血涂片中可见靶形红细胞,表现为红细胞中心部位染色较深,周围为苍白区域,而细胞边缘又深染,形如射击之靶。

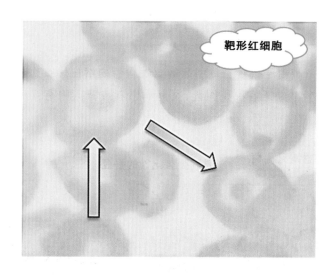

靶形红细胞

16.地中海贫血是基因缺陷引起的吗?

地中海贫血是基因缺陷引起的,是遗传性疾病。本病呈世界性分布,多见于东南亚、地中海区域,在我国以西南、华南一带为高发地区。

17.父母一方有α地中海贫血,其子女会表现为地中海贫血吗?

通常情况下,父母一方有α地中海贫血,其子女会表现为静止型或轻型α地中海贫血。静止型α地中海贫血患者可无任何临床症状和体征,仅通过基因诊断发现;轻型α地中海贫血患者临床症状轻,表现为轻度贫血。

18.如何治疗和预防α地中海贫血?

静止型及轻型α地中海贫血患者无临床症状,不需要治疗。

重型α地中海贫血目前尚无有效的治疗方法,因此,应加强遗传咨询、婚前及产前筛查。对于夫妇双方为α地中海贫血基因携带者的妊娠妇女,在妊娠早期应进行产前基因诊断,防止重型α地中海贫血患儿出生以及减少杂合子胎儿出生,这是目前最有效的预防措施。

19.β地中海贫血患者有哪些临床表现?

不同类型β地中海贫血的临床表现有所不同,根据病情轻重可分为以下四个类型:

(1)静止型携带者:通常无临床症状和体征。

（2）轻型：无明显临床症状或有轻度贫血，偶有轻度脾大。

（3）中间型：患儿通常在 2 岁之后发病，表现为中度贫血及脾大，少数有轻度骨骼改变，性发育延迟。

（4）重型：患儿多在出生后 3～6 个月发病，贫血进行性加重，有黄疸及肝脾肿大。患儿往往有特殊面容，如颧骨隆起、眼距增宽、鼻梁塌陷等。另外，患儿可有骨质疏松，甚至发生病理性骨折，出现生长发育迟缓等情况。

20.如何预防重型 β 地中海贫血？

因为 β 地中海贫血属于常染色体隐性遗传病，所以预防重型 β 地中海贫血患儿的出生就显得非常重要。

若父母双方均为 β 地中海贫血突变基因携带者，每胎均有 1/4 的概率生育 β 地中海贫血患儿。建议曾生育过该病患儿的孕妇应进行产前诊断，并在确诊后与医生沟通，选择终止妊娠。

在 β 地中海贫血突变基因携带率较高的地区，应在当地实施大规模的人群筛查。目前，我国的大规模人群筛查主要是在高发区的婚检和产检早期进行。

21.如何治疗重型 β 地中海贫血？

根据现有资料，治疗重型 β 地中海贫血的方法如下：

（1）重型 β 地中海贫血患者需终生输血治疗和祛铁治疗。

（2）造血干细胞移植：是目前唯一的根治措施。

（3）基因治疗：已取得重要进展，但成为临床治疗常规尚需时日。

22.什么是阵发性睡眠性血红蛋白尿症？

阵发性睡眠性血红蛋白尿症，是一种后天获得性造血干细胞基因突变所致的红细胞膜缺陷性溶血病，是一种良性克隆性疾病。它与再生障碍性贫血关系密切。再生障碍性贫血可发展为阵发性睡眠性血红蛋白尿症，同样，阵发性睡眠性血红蛋白尿症也可发展为再生障碍性贫血。两种疾病也常常合并存在。

23.阵发性睡眠性血红蛋白尿症患者常见的临床表现有哪些？

阵发性睡眠性血红蛋白尿症最特征性的表现就是患者在晨起之后，会出现酱油色尿，约 1/4 的患者以此为首发症状。此外，阵发性睡眠性血红蛋白尿症患者可有不同程度的贫血，还出现中性粒细胞及血小板减少，中性粒细胞减少可致各种感染,血小板减少可有出血倾向。约 1/3 的患者并发静脉血栓形成,并引起相应临床表现。

24.血红蛋白尿的诱发因素有哪些?

常见血红蛋白尿的诱发因素为感染、月经、手术、输血、饮酒、疲劳、情绪波动,或因某些药物诱发,如铁剂、维生素 C、阿司匹林、氯化铵、苯巴比妥及磺胺药等。

25.阵发性睡眠性血红蛋白尿症患者可以怀孕吗?

不可以。因为阵发性睡眠性血红蛋白尿症患者妊娠常可致流产、死胎,甚至诱发溶血发作,增加血栓形成的风险,让母体面临生命危险。

26.怎样治疗阵发性睡眠性血红蛋白尿症?

阵发性睡眠性血红蛋白尿症的治疗原则如下:

(1)对症支持治疗:输注红细胞、雄激素。如有缺铁证据,可给予小剂量铁剂治疗,但有溶血发作时应停用。

(2)控制溶血发作:①糖皮质激素对部分患者有效。②口服或静脉滴注 5％碳酸氢钠。③使用抗氧化药物:对细胞膜有保护作用,如大剂量维生素 E。④抗补体单克隆抗体:依库珠单抗(Eculizumab)是人源化抗补体 C5 的单克隆抗体,阻止膜攻击复合物的形成,可显著减轻血管内溶血,减少血栓形成,延长生存期。该药虽能控制溶血症状,但无法彻底治愈该病。⑤补体 B 因子抑制剂:伊普可泮(Iptacopan)是靶向补体旁路途径 B 因子的口服抑制剂,可同时控制血管内溶血和血管外溶血,弥补了抗 C5 抗体的不足,同时为患者提供了口服单药的选择。

(3)预防血栓形成:对于发生血栓的患者应给予抗凝治疗,对是否采取预防性抗凝治疗,目前尚无定论。

(4)异基因造血干细胞移植:仍是目前唯一可能治愈该病的方法。

27.什么是自身免疫性溶血性贫血?

自身免疫性溶血性贫血,是由于机体免疫功能紊乱、产生自身抗体,导致红细胞破坏加速(发生溶血),超过骨髓代偿时发生的贫血。

28.自身免疫性溶血性贫血分哪几种类型？

根据有无明确病因，该病分为原发性和继发性。继发性自身免疫性溶血性贫血常继发于淋巴细胞增殖性疾病、自身免疫性疾病、感染等。

根据自身抗体与红细胞反应的最适温度，分为温抗体型、冷抗体型和混合型，临床表现如下：

（1）温抗体型：多为慢性血管外溶血，起病缓慢，以贫血、黄疸及肝脾肿大为特征，可并发血栓栓塞性疾病，以抗磷脂抗体阳性者多见。

（2）冷抗体型：①冷凝集素综合征，多呈慢性溶血，在寒冷季节病情加重，临床表现为末梢部位发绀，受暖后消失，伴贫血、血红蛋白尿等。②阵发性冷性血红蛋白尿症，以局部或全身受寒后出现急性血管内溶血和血红蛋白尿为特征，多继发于梅毒或病毒感染。

29.为什么自身免疫性溶血性贫血在溶血活动期要补充叶酸？

无论何种类型的自身免疫性溶血性贫血，在溶血活动期补充叶酸都可预防因红系增生所致的叶酸耗竭，从而避免治疗失败。此外，叶酸相对缺乏可诱使患者溶血加重，发生危象。

30.如何治疗自身免疫性溶血性贫血？

自身免疫性溶血性贫血主要根据患者的临床分型进行治疗。

（1）温抗体型：糖皮质激素是首选和主要的治疗药物，二线治疗有脾切除、利妥昔单抗、免疫抑制剂等。

（2）冷抗体型：绝大多数为继发性，以积极治疗原发病为主，同时保暖非常重要。

31.什么是伊文氏综合征？

自身免疫性溶血性贫血合并免疫性血小板减少，被称为伊文氏综合征（Evans综合征）。本病常常表现为迁延、反复发作的血小板减少及溶血，预后不良。其主要临床表现是溶血和血小板减少的表现，包括贫血、黄疸、皮肤黏膜出血等。目前伊文氏综合征的一线治疗主要是糖皮质激素或静脉注射免疫球蛋白。

（马赛）

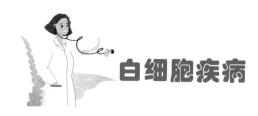

白细胞疾病

白细胞减少

1.白细胞有什么作用?

白细胞是血液系统的重要成分,是人体的"自卫军",也是机体防御系统的重要组成部分。这个系统里有各种不同编制的"战斗人员",主要包括中性粒细胞、嗜酸性粒细胞、嗜碱性粒细胞、淋巴细胞、单核细胞这五大类。其中,中性粒细胞、嗜酸性粒细胞、嗜碱性粒细胞都带有"粒细胞"的后缀,所以这三种可以合称为"粒细胞"。

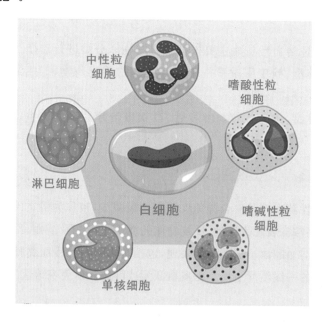

粒细胞占据"自卫军"的很大一部分。其中,绝大多数是中性粒细胞,占白细胞总数的50%～70%,是人体对抗病原体感染的一道有力防线。当人体被病原体感染时,会出现急性炎症,这时中性粒细胞的比例会进一步升高,以利于其发挥抗感染的作用。简单来说,就是病原体入侵后,中性粒细胞就会"扩军""出动",到处搜寻病原体,将其"一口气消灭掉",以保证人体的安全。

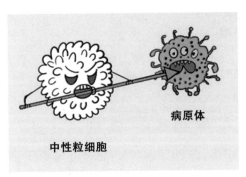

病原体

中性粒细胞

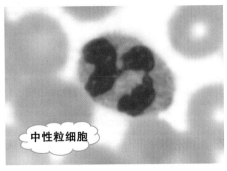

中性粒细胞

嗜酸性粒细胞占白细胞总数的0.5%～5%。它占比虽少,可作用却不容小觑。当机体出现过敏反应和寄生虫感染时,嗜酸性粒细胞就会升高,去发挥抗过敏和损伤寄生虫幼虫的作用。

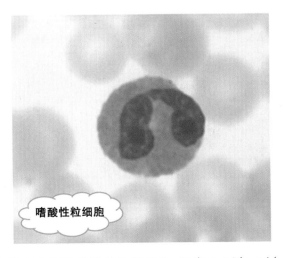

嗜酸性粒细胞

嗜碱性粒细胞占白细胞总数的比例最少,只有0.1%～1%。机体出现过敏反应时(如哮喘),嗜碱性粒细胞比例就会有所升高,但并非发挥抗过敏作用,而是参与到了诱发过敏的过程中。但嗜碱性粒细胞并非"敌军",它还能保持血管通畅,有利于其他细胞到达出现问题的部位发挥作用。

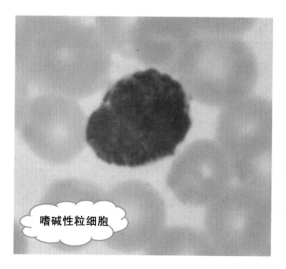

嗜碱性粒细胞

占据了白细胞另一大部分的是淋巴细胞,占 20%~40%,它又分成了 T 淋巴细胞、B 淋巴细胞和自然杀伤细胞(NK 细胞)。它可以直接消灭被病毒感染的细胞,是抗病毒感染中最重要的一支"军队"。此外,淋巴细胞还能杀伤肿瘤细胞,发挥抗肿瘤的实力。

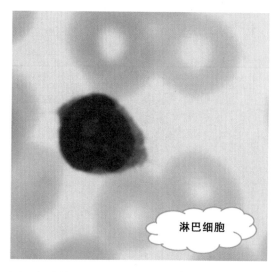

淋巴细胞

单核细胞占白细胞总数的 3%~8%。它刚进入血液时,还很年幼,所以称为单核细胞。当它"搬家"到组织内(如脾脏),会进一步发育成熟,变得更强大,就变成了巨噬细胞。把这两个阶段合在一起就构成了单核-吞噬细胞系统。巨噬细胞比中性粒细胞的吞噬作用更强,在慢性炎症或炎症晚期时发挥主要作用,同时还具有抗病毒、抗肿瘤的作用。

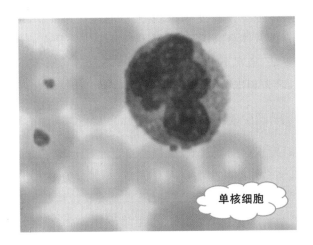

单核细胞

2.什么是白细胞减少？

白细胞数值正常范围为$(4\sim10)\times10^9$/升,用不同的检测仪器可能产生微小差别。如果白细胞低于4×10^9/升,就可诊断为白细胞减少症。多数情况下,这是由于中性粒细胞减少造成的,因为中性粒细胞占血液中白细胞总数的$50\%\sim70\%$,是人体抵御外来入侵病原体的主要的防御细胞之一。当中性粒细胞绝对值$<1.5\times10^9$/升时,称为中性粒细胞减少症;当中性粒细胞绝对值$<0.5\times10^9$/升时,称为中性粒细胞缺乏症。中性粒细胞减少的程度和时间与发生感染的风险密切相关。

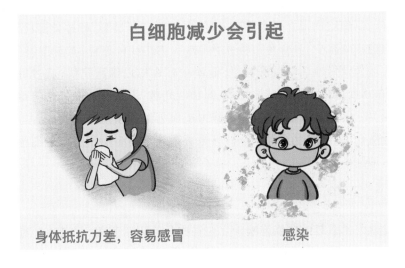

白细胞减少会引起

身体抵抗力差，容易感冒　　　　　感染

白细胞减少者多数呈慢性过程,临床上可能无任何症状,或有一些非特异性症状,如乏力、食欲及体力减退,并容易发生感染。若是由血液系统恶性疾病导致的白细胞减少症,通常不仅有白细胞减少,还包括其他检查指标的异常,同时伴有反复发热、乏力和皮肤黏膜出血等临床症状。

3.造成白细胞减少的病因有哪些?

很多人体检时发现白细胞偏低,就担心自己是不是得了白血病等恶性血液病。其实,引起人体白细胞减少的病因有很多,一部分为继发性因素引起,如药物、理化因素等;另一部分为疾病所致,包括非血液系统疾病(如感染、自身免疫性疾病等)和血液系统疾病(如白血病、再生障碍性贫血、骨髓增生异常综合征等),具体如下:

(1)继发性因素:①药物因素:部分药物可引起白细胞减少,但程度较轻,而且停药后白细胞数量可逐渐恢复。有些药物可能引起白细胞严重减少,如抗生素(氯霉素)、抗肿瘤药(氨甲蝶呤、阿糖胞苷等)、解热镇痛药(氨基比林、布他酮、吲哚美辛等)、抗甲状腺药(丙硫氧嘧啶、甲巯咪唑等)、抗精神病药(三环类抗抑郁药、氯丙嗪、奋乃静等)。因此,在发现白细胞减少时,首先需要排除近期有无服用相关药物,可仔细翻看药物说明书加以确认。②物理及化学因素:电离辐射(如放射线)、化学毒物(如苯及其衍生物)可以直接损害造血干细胞增殖分化,最终导致白细胞减少。

(2)疾病因素:①非血液系统疾病:感染性疾病(如流感、麻疹、病毒性肝炎、水痘、风疹、巨细胞病毒等病毒性感染)使白细胞破坏过多,超过骨髓代偿能力,就会造成白细胞减少;自身免疫性疾病(如系统性红斑狼疮、类风湿性关节炎)或者多次输血及慢性活动性肝炎,使血液中存在抗白细胞抗体,后者可介导免疫性反应,从而造成白细胞破坏过多;脾功能亢进、甲状腺功能异常等也可导致白细胞减少。②血液系统疾病:白细胞由造血干细胞增殖分化而成,白血病、再生障碍性贫血、骨髓增生异常综合征等血液系统疾病多由于造血干细胞异常从而导致白细胞生成障碍。

4.如何预防白细胞减少?

继发性因素引起的白细胞减少症与某些危险因素有关,可以通过避免这些因素预防:当服用可能引起白细胞减少的药物时,应严格掌握用药适应证,并应定期监测血常规,对应用细胞毒药物治疗的患者,应每2～3天检查血常规,根据白细胞数目调整药物用量;对曾有药物过敏史或曾发生过用药后粒细胞减少者,应该尽量避免再次应用同类药物;对接触放射线及化学毒物的工作人员,应建立严格防护制度及定期检查血象,以便及时诊断和治疗。

5.白细胞减少会有什么样的危害?

白细胞具有吞噬和消灭人体中的病毒和细菌的作用。白细胞减少会造成人体免疫系统功能减弱,也就是身体的抗病能力下降。

如果白细胞偏低,人体患感染性疾病的概率就会大大增加,如出现口腔黏膜溃疡、肺炎、胃肠道感染、泌尿系统感染、皮肤软组织感染及中枢神经系统感染等。若不及时诊治,严重者可出现败血症、脓毒血症、感染性休克等情况,危及生命。

6.如果出现白细胞减少,生活中需要注意些什么?

出现白细胞减少,最重要的就是预防感染:

(1)注意休息,早睡早起,作息规律,保证睡眠,避免疲劳,提高自身抵抗力。

(2)减少公共场所出入,避免外伤。

(3)注意个人卫生:①保持手卫生:手是细菌、病毒主要的传播媒介,饭前便后、接触动物排泄物或其他污染物后都应洗手。②保持口腔卫生:口腔黏膜溃疡是白细胞减少常出现的并发症,严重时累及咽喉,影响患者饮水、饮食及日常生活。因此,要做好口腔护理,饮水时应注意水温不宜太烫,尽量选择一些细软的食物,避免进食过粗、过硬的食物导致口腔黏膜受损,并改用软毛牙刷,使用正确的刷牙方法。③保持排泄系统卫生:每次排便后,都要轻轻且彻底地清洁肛周皮肤,如果肛门部位有发炎或痔疮等发生时,务必请教医生或护理人员一些自我护理的方法。在使用栓剂时,要避免肛门黏膜破损,造成感染。女性在排尿后,应由前往后擦拭,不可来回擦拭。若正值月经期,则要经常更换卫生巾,以防感染。

(4)饮食方面:食用新鲜可以去皮的水果,食物要新鲜煮熟,忌辛辣、腌制、冰冻类食品,必要时每餐饮食应在微波炉高温消毒 3 分钟,餐具应煮沸消毒或高压灭菌。

患者一旦出现白细胞减少,则需定期监测血常规,密切监测是否出现感染体征(如发热、咳嗽、腹泻等),若出现以上症状,应及时就医诊治。

7.患者需要做哪些检查来明确白细胞减少的病因?

首先,要结合病史及生活工作环境,排除继发性因素(如药物、理化因素等)导致的白细胞减少。

其次,排除其他疾病继发的白细胞减少。若合并发热、咳嗽、腹泻等感染症状,则需做炎症指标检查、影像学检查、病原学检查等明确是否存在感染性疾病;若合并关节疼痛畸形、面部红斑、雷诺现象等症状,则需做风湿免疫相关检查,以明确是否存在自身免疫性疾病;还需检查甲状腺功能、肿瘤标志物等进一步明确病因。

最后,若上述疾病均可排除,则考虑血液系统疾病,需行骨髓穿刺、骨髓活检等检查明确病因。

8.如何治疗白细胞减少?

如果出现白细胞减少,首先需明确病因,切不可盲目使用升白细胞药物治疗。对于可疑药物或其他致病因素,应立即停止接触,并定期复查血常规,观察白细胞数目是否恢复正常;对于疾病引起的白细胞减少,应积极治疗原发病。对于非血液系统恶性肿瘤患者,可在治疗原发病的同时,给予升白细胞药物治疗,如重组人粒细胞集落刺激因子、利可君及升白细胞中成药物等。

(董玉婷)

骨髓增生异常综合征

1.什么是骨髓增生异常综合征?

骨髓增生异常综合征,英文简称 MDS,是一组起源于造血干细胞的异质性髓系克隆性疾病,其特点是髓系细胞发育异常,表现为无效造血、难治性血细胞减少。

造血干细胞是一种具有自我更新潜能的细胞,并且可以分化成为各种成熟血细胞(包括红细胞、白细胞、血小板等)。血液系统中的血细胞是有一定寿命的,当人体血细胞死亡时,造血干细胞会收到机体信号,之后便会自我更新、分化,产生各类的血细胞,并释放入外周血。通常情况下,血细胞的死亡和造血干细胞的分化可以维持机体血液系统中血细胞的动态平衡。造血干细胞一旦出现问题,会在机体内产生大量病态无效的血细胞,这些病态血细胞像是生产线上的残次品,甚至无法正常释放到外周血,这就导致了患者外周血细胞的下降。

2.骨髓增生异常综合征的病因是什么?

该病发病原因尚未明了,某些生物、化学或物理等因素均为发病的相关危险因素,如某些病毒、辐射(放疗)、工业反应剂(如苯、聚乙烯)以及环境污染等,均可引起基因突变、染色体异常,使某个恶变的细胞克隆性增生,从而导致该病的发生。一些抗肿瘤药物,如烷化剂、拓扑异构酶抑制剂等,也可以导致继发性骨髓增生异常综合征。

3.得了骨髓增生异常综合征会有什么样的症状?

该病本身没有特异性症状,最主要的临床表现就是外周血细胞减少引发的后续症状:

(1)白细胞减少导致人体免疫力的下降,容易出现各种感染性疾病,如口腔黏膜溃疡、肺炎、胃肠道感染、泌尿系统感染、皮肤软组织感染等,可能出现发热、咳嗽、咳痰、腹痛、腹泻、尿频、尿急、尿痛、局部皮肤软组织疼痛等症状。

(2)红细胞减少会造成贫血,可使人体的携氧能力下降,易出现面色苍白、乏力、气短、活动后心悸等症状,老年患者可能会加重原有的慢性心肺疾病。

(3)血小板减少会造成止血困难,因而患者会出现轻重不同的出血症状,如皮肤黏膜出血或牙龈出血,女性可出现月经过多,严重的可出现消化道出血及脑出血。

4.怀疑骨髓增生异常综合征者需要做哪些检查?

(1)血常规:观察血细胞计数情况。

(2)骨髓穿刺:是最重要的检查,包括骨髓形态学、细胞遗传学检测、分子遗传学检测、免疫分型及骨髓活检,一方面用于疾病确诊,另一方面用于评估疾病预后,并制定合理的治疗方案。骨髓增生异常综合征的形态学特点就是下图所示的病态造血细胞。

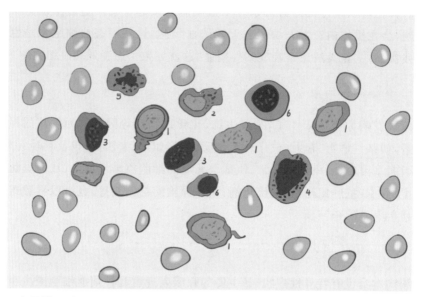

1 为原始细胞,2 为染色质小体,3 为假 Pelger-Huët 畸形,4 为点彩红细胞,
5 为核碎裂细胞,6 为红细胞巨幼样变

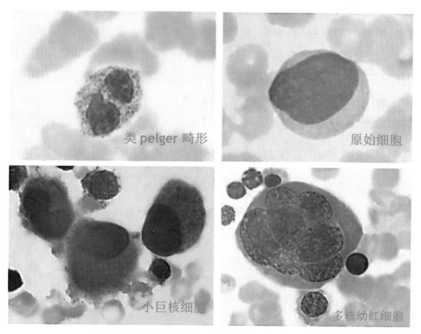

骨髓增生异常综合征的各种病态造血细胞

（3）生化检查：骨髓增生异常综合征患者可有血清铁、转铁蛋白和铁蛋白水平增高，血清乳酸脱氢酶活性增高，血清尿酸水平增高，血清免疫球蛋白异常等。这些都属非特异性改变，对于诊断无重要价值，但对于评估患者病情有参考价值。

5.为什么骨髓增生异常综合征患者需要做骨髓检查？

骨髓增生异常综合征的诊断依赖骨髓细胞学分析中细胞发育是否有异常的形态学表现、原始细胞比例是否升高和细胞遗传学是否异常，并据此分为具有明确遗传异常和具有明确形态两大类亚型。

（1）具有明确遗传异常的骨髓增生异常综合征：低原始细胞和孤立的 5q 缺失的骨髓增生异常综合征（MDS-5q），低原始细胞和 $SF3B1$ 突变的骨髓增生异常综合征（MDS-$SF3B1$），双等位基因 $TP53$ 失活的骨髓增生异常综合征（MDS-$biTP53$）。

（2）具有明确形态的骨髓增生异常综合征：低原始细胞的骨髓增生异常综合征（MDS-LB），发育不全的骨髓增生异常综合征（MDS-h），原始细胞增多的骨髓增生异常综合征（MDS-IB）。

因此，骨髓穿刺是骨髓增生异常综合征患者必需的检查项目，包括骨髓形态学、免疫分型、染色体、基因检测及骨髓活检。

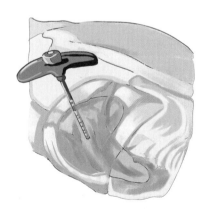

穿刺点：髂后上棘

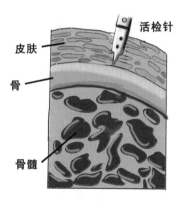

里面这些红色的"液体"就是骨髓

6.骨髓增生异常综合征会发展成白血病吗?

骨髓增生异常综合征与白血病都属于造血干细胞增殖分化异常导致的疾病,两种疾病有相似之处。另外,部分骨髓增生异常综合征可进展为急性髓系白血病,其转化为白血病之前的阶段,就被认为是"白血病前期"。

然而,并非所有患者的骨髓增生异常综合征都会转化成白血病,骨髓增生异常综合征中对发展成白血病风险影响最大的是过高的原始细胞比例。因此,原始细胞增多的骨髓增生异常综合征患者发展成白血病的风险比较高,或是综合其他因素被评估为高危的骨髓增生异常综合征患者也有较高的转化为白血病的风险,需通过及时、完善的治疗来延缓疾病发展,降低患者转化为白血病的概率。

7.骨髓增生异常综合征能治愈吗?

骨髓增生异常综合征是一种血液系统恶性肿瘤,其自然病程和预后的差异性很大,治疗宜个体化。

骨髓增生异常综合征可分为较低危组和较高危组。较低危组患者的治疗目标是改善造血能力、提高生活质量,主要治疗包括支持治疗(如成分血输注、造血因子、祛铁治疗)、免疫调节剂、免疫抑制剂及去甲基化药物治疗。

较高危组骨髓增生异常综合征预后较差,有较高的概率向急性髓系白血病转化,其治疗目标是延缓疾病进展、延长生存期和治愈,需要高强度治疗,包括化疗和造血干细胞移植。高强度治疗会发生并发症和较高死亡率,并不适合所有患者。

8.哪些骨髓增生异常综合征患者需要做造血干细胞移植?

异基因造血干细胞移植(allo-HSCT)是目前唯一能根治骨髓增生异常综合征的方法,造血干细胞来源包括同胞全相合供者、非血缘供者和单倍型相合血缘供者。

该病的适应证为:①年龄<65岁,较高危组骨髓增生异常综合征患者;②年龄<65岁,伴有严重血细胞减少、经其他治疗无效或伴有不良预后遗传学异常的较低危组患者。拟行异基因造血干细胞移植的患者,如骨髓原始细胞≥5%,在等待移植的过程中可应用化疗或去甲基化药物或二者联合桥接异基因造血

干细胞移植,但不应耽误移植的进行。

移植后仍有部分患者会复发,这与疾病的类型、移植前疾病的状态、移植方法、移植后的监测等多种因素相关。

9.骨髓增生异常综合征会遗传吗?

骨髓增生异常综合征本身不是遗传性疾病,但具有遗传易感性。骨髓增生异常综合征的发病是多种因素综合导致的,包括遗传易感性、环境因素、免疫因素等。

骨髓增生异常综合征患者往往携带相关的致病基因,其子女的发病概率要大于普通人群,尤其是在受到外界不良因素的影响后。

（董玉婷　陈春燕）

急性髓系白血病

1.什么是白血病?

白血病就是大家常说的"血癌",是一种血液系统常见的恶性肿瘤。

要想了解白血病,首先需要了解一下人体的造血系统。血液系统起源于造血干细胞,然后分化为髓系和淋系的造血干细胞,进而分化为红细胞系、粒细胞系、单核细胞系、淋巴细胞系、浆细胞系及巨核细胞系。每个系统又按照细胞成熟水平分为原始、幼稚和成熟三个阶段,红系和粒系的幼稚阶段又分为早幼、中幼和晚幼三个阶段;而粒细胞根据胞浆所含颗粒特点的不同,又分为中性粒细胞、嗜酸性粒细胞和嗜碱性粒细胞。正常人体血液中的细胞寿命有限,并不断地产生、成长、衰老和死亡,所以造血系统要不断地造血,从而保证血细胞数量和质量的动态平衡,以满足每时每刻都在进行的新陈代谢。

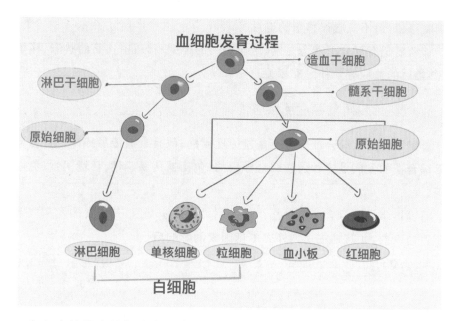

白血病就是有些细胞在发育过程中受损,然后停留在某个阶段不发育了,甚至数量不受控制地疯狂增长,这些细胞因为不成熟,导致失去运氧、免疫、造血等功能,这就是医学上讲的白血病细胞增殖失控、分化障碍、凋亡受阻。受损细胞在血液和骨髓中不断增殖,直到耗尽所有的空间和资源,而骨髓再也无法生成身体所需要的各种正常细胞,于是正常造血受到抑制。白血病也会浸润其他组织器官,患者从而出现贫血、出血、感染及肝脾肿大等症状。

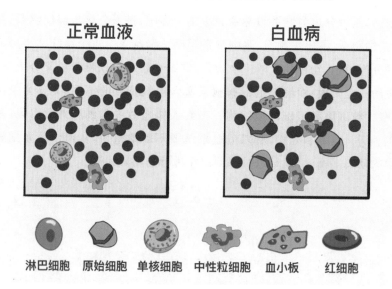

2.白血病都有哪些类型？

根据白血病细胞的成熟程度和自然病程，白血病可分为急性白血病和慢性白血病两类。

急性白血病的细胞分化停滞在较早期阶段，多为原始细胞和早期幼稚细胞，这就导致可以发挥作用的正常细胞变得更少了。这也是为什么急性白血病一般具有起病急、进展快的特点，自然病程仅几个月。

慢性白血病的细胞分化停滞在较晚期阶段，多为中晚幼细胞和成熟细胞，尽管这些白血病细胞缺乏正常血细胞的生理功能，但由于细胞处于分化的较晚期阶段，对机体的影响相对较小，所以病情发展也相对较缓，自然病程为数年。

骨髓中的干细胞可以向两个方向分化，向髓细胞方向恶性增生形成的肿瘤，即为髓系肿瘤；向淋巴细胞方向恶性增生形成淋巴组织肿瘤。根据受累的细胞不同，急性白血病又可以分为急性髓系白血病（AML）和急性淋巴细胞白血病（ALL）。慢性白血病可分为慢性髓系白血病（CML）、慢性淋巴细胞白血病（CLL）及少见类型的白血病，如毛细胞白血病、幼淋巴细胞白血病等。

我国白血病总发病率为 2.76/10 万，不同类型的白血病发病率有所不同。急性白血病比慢性白血病多见（约 5.5∶1），其中急性髓系白血病最多（1.62/10 万），其次为急性淋巴细胞白血病（0.69/10 万）、慢粒白血病（0.36/10 万）。成人急性白血病中，以急性髓系白血病最多见，而儿童中以急性淋巴细胞白血病较多见。

3.导致急性白血病发生的原因有哪些？

急性白血病的具体病因至今尚不清楚，但目前主要认为生物因素、化学因素、物理因素、遗传性疾病、其他骨髓疾病、年龄因素是引起急性白血病的重要诱因。

（1）生物因素：包括病毒感染和免疫功能异常。感染人类 T 细胞淋巴瘤或白血病病毒-1（HTLV-1），可导致一种罕见的 T 细胞急性淋巴细胞白血病。大多数病例发生在日本和加勒比地区。在非洲，EB 病毒已被证实与伯基特淋巴瘤以及急性淋巴细胞白血病的一种类型有关。

（2）化学因素：如长期接触苯和含苯有机溶剂等。与急性淋巴细胞白血病相比，化学因素与急性髓系白血病风险增加的关联性更大。

（3）物理因素：暴露在高辐射水平的人、曾经接受过放疗的人，患急性白血病的风险较常人会更高。

（4）遗传性疾病：某些遗传性疾病（如唐氏综合征、神经纤维瘤病、克莱氏综合征、家族性血小板疾病综合征等），可能会增加急性白血病的发病风险。

（5）其他骨髓疾病：患有其他骨髓疾病（如骨髓增生异常综合征、骨髓纤维化等）的患者，可能会发展为急性白血病。

（6）年龄因素：急性淋巴细胞白血病更有可能在儿童与 50 岁以上的成人中发生，而急性髓系白血病在老年人中更为常见，但它在所有年龄段均会发生。据研究证实，急性髓系白血病患者中大约半数年龄在 65 岁以上。

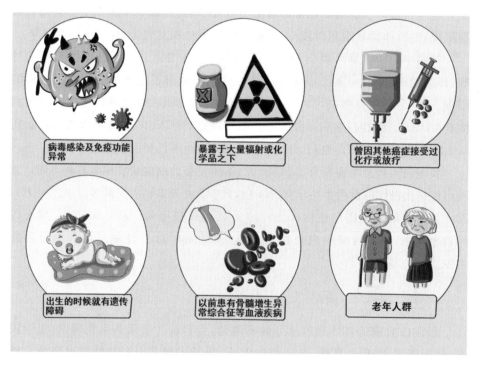

4.什么是急性髓系白血病？

急性髓系白血病又称"急性髓细胞性白血病"，是一组髓系造血干（祖）细胞恶性疾病，以骨髓与外周血中原始和幼稚髓性细胞异常增生为主要特征，临床上出现贫血、出血、发热、脏器浸润等表现。全球急性髓系白血病发病率约为 2.25/10 万，我国的发病率约为 1.62/10 万，且随着年龄增加发病率有所上升。急性髓系白血病在儿童急性白血病中占 15%～20%，在成人急性白血病中占 80%。

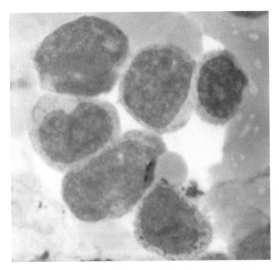

急性髓系白血病骨髓涂片中的白血病细胞

5.患了急性髓系白血病会有什么症状?

急性白血病的症状多种多样,主要是白血病细胞增殖浸润及正常骨髓造血功能受抑制的表现,主要临床表现有以下几个方面:

(1)贫血:半数患者就诊时已有重度贫血,尤其是继发于骨髓增生异常综合征者,表现为面色苍白、乏力、头昏甚至呼吸困难。

(2)发热:半数患者以发热为早期表现,可为低热,亦可高达39～40 ℃,伴有畏寒、出汗等。虽然白血病本身就可以造成发热,但高热往往提示合并感染。感染可发生在各个部位,以肺部、口腔、肛周感染较为常见。

(3)出血:以出血为早期表现者近40%。患者的出血可发生在全身各部位,以皮肤瘀点或瘀斑、鼻出血、牙龈出血、月经过多为多见,若有眼底出血可致视力障碍。急性早幼粒细胞白血病(APL),易并发凝血功能异常而出现全身广泛性出血。若有颅内出血会出现头痛、呕吐、瞳孔大小不等,甚至昏迷、死亡。有资料表明,急性白血病患者死于出血者占62.24%,其中87%为颅内出血。

(4)淋巴结和肝脾肿大。

(5)骨骼和关节:常有胸骨下段局部压痛,可出现关节、骨骼疼痛,多见于儿童。患者发生骨髓坏死时,可引起骨骼剧痛。

(6)眼部:部分患者可伴粒细胞肉瘤,或称"绿色瘤",常累及骨膜,以眼眶部位最常见,可引起眼球突出、复视甚至失明。

(7)口腔及皮肤:由于白血病细胞浸润可使牙龈增生、肿胀,而皮肤可出现局部隆起、变硬,呈紫蓝色结节。

(8)中枢神经系统:是白血病细胞最常见的髓外浸润部位。多数化疗药物难以通过血-脑屏障,不能有效杀灭隐藏在中枢神经系统的白血病细胞,因此中枢神经系统被称为白血病细胞的"庇护所"。出现中枢神经系统白血病时,轻者表现为头痛、头晕,重者有呕吐、颈项强直,甚至抽搐、昏迷。

(9)其他:白血病细胞可浸润其他组织器官,如肺、消化道、泌尿生殖系统等均可受累。

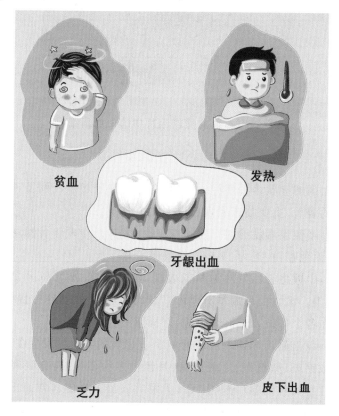

贫血　　发热

牙龈出血

乏力　　皮下出血

6.急性髓系白血病患者需要做哪些检查?

(1)血常规和血涂片检查:血常规中出现血细胞(血红蛋白)、血小板减少现象,白细胞数可高可低,外周血涂片可见原始和幼稚细胞。

(2)骨髓穿刺及活检:从髂骨或胸骨抽取骨髓,通过实验室检查寻找白血病细胞,并通过白血病细胞形态特征,鉴别急性白血病的类型。

(3)免疫分型检查:通过流式细胞术对患者的骨髓或外周血样本进行检测,

根据白血病细胞表达的特征性抗原,确定白血病细胞的来源,进而将急性髓系白血病分为不同亚型。

(4)染色体核型和分子生物学检查:主要用于检查白血病的遗传学异常,明确患者是否存在染色体异常、基因改变,有助于患者预后评估及选择合适的靶向药物。

(5)腰椎穿刺:收集脑脊液,检测是否有白血病细胞扩散到大脑和脊髓。通过腰椎穿刺还可以椎管内注射化疗药预防和治疗中枢神经系统白血病。

(6)影像学检查:明确患者是否有肝脾及淋巴结肿大,是否有肺部感染。

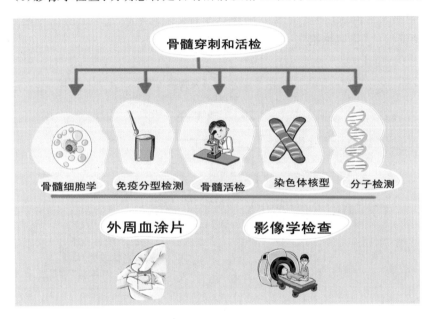

7.急性髓系白血病有哪些类型?

法美英(FAB)分型:由 FAB 协作组于 1976 年提出的白血病基本诊断分型方法,以后又进行了多次修改与补充。FAB 分型以细胞形态学为基础,将急性髓系白血病分为 M0～M7 共 8 个亚型,分别是 M0(急性髓系白血病微分化型)、M1(急性粒细胞白血病未分化型)、M2(急性粒细胞白血病部分分化型)、M3(急性早幼粒细胞白血病)、M4(急性粒-单核细胞白血病)、M5(M5a 急性原单核细胞白血病、M5b 急性单核细胞白血病)、M6(红白血病)、M7(急性巨核细胞白血病)。

世界卫生组织(WHO)分型:WHO 在白血病 FAB 分型和欧美修订的淋巴瘤分型的基础上,将相关的形态学、免疫表型、细胞遗传学、分子遗传学(简称MICM 分型)与临床特征相结合制定了 WHO 造血与淋巴组织肿瘤分类。

虽然目前急性髓系白血病的诊断已经不再单单依靠形态学,但是很多医院形态学报告仍沿用 FAB 分型。

8.为什么急性早幼粒细胞白血病(M3 型)比较特殊?

在急性髓系白血病里面,有一种特殊的类型叫作急性早幼粒细胞白血病。它的主要特点为骨髓中异常早幼粒细胞增多(在骨髓非红系有核细胞中计数≥30%)。这类细胞体积中等、大小不均,胞浆中出现大量的粗大、紫色颗粒,细胞核形状多不规则、扭曲,呈现双叶或折叠;有时细胞轮廓核被胞浆内厚重的嗜天青颗粒完全掩盖;部分细胞可见棒状小体,多条棒状小体交错在一起,就是M3 特征性的"柴捆细胞"。

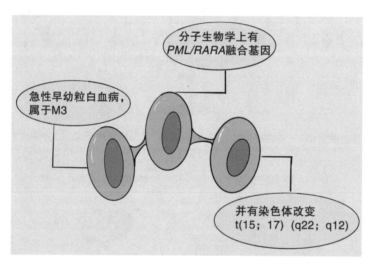

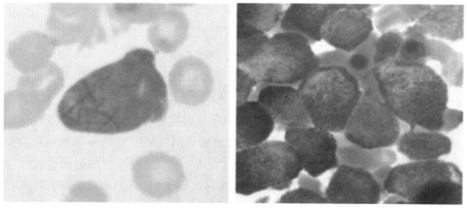

急性早幼粒细胞白血病患者骨髓涂片中的白血病细胞

急性早幼粒细胞白血病好发于中青年人,平均发病年龄为 44 岁,发病率约为 0.23/10 万。主要的临床表现有:

(1)弥散性血管内凝血(DIC):急性早幼粒细胞白血病的白血病细胞胞浆含有大量早幼粒细胞促凝物质,在发病初期患者由于大量的急性早幼粒细胞白血病细胞增殖,释放促凝物质,导致体内存在弥散性血管内凝血,表现为皮肤黏膜出血点或瘀斑、牙龈出血、口腔血泡、鼻腔出血,甚至出现肺出血及脑出血而危及生命。

(2)正常骨髓造血功能受抑制表现:正常白细胞减少容易并发感染而出现发热、贫血以及全身各个部位的出血。

(3)白血病细胞增殖浸润的表现:淋巴结、肝脾肿大,胸骨压痛,中枢神经系统白血病等。

9.如何治疗 M3 型急性髓系白血病?

在 20 世纪 60 年代,急性早幼粒细胞白血病是最凶险的白血病,因为易伴发弥散性血管内凝血,所以病情凶险,治疗效果差,早期死亡率高,是血液科大夫最警惕的恶性疾病之一。

20 世纪 80 年代初,血液届泰斗王振义院士带领陈竺及陈赛娟院士等,经过 30 余年的努力探索,成功攻克了这种恶性、复发程度高的白血病。通过全反式维甲酸诱导急性早幼粒细胞白血病细胞,使其向成熟细胞分化,因为不是直接杀白血病细胞,所以不会导致早幼粒细胞白血病细胞释放促凝物质,还会改善凝血异常。

2000 年,陈竺院士及其团队首创运用全反式维甲酸和亚砷酸两药联合治疗急性早幼粒细胞白血病,使患者 5 年生存率由约 25% 升至 90% 以上。因为有了靶向治疗药物,急性早幼粒细胞白血病已成为基本不用进行造血干细胞移植即可治愈的白血病。因其是通过诱导幼稚的早幼粒细胞分化、趋于成熟而起效,且较传统化疗不良反应少,治愈率显著提升,从而得到了国内外学者的一致认可,现已成为国际上治疗该病的标准方案,成为世界医学界所瞩目的"中国方案",是血液学一个里程碑式的飞跃,其意义重大而深远。

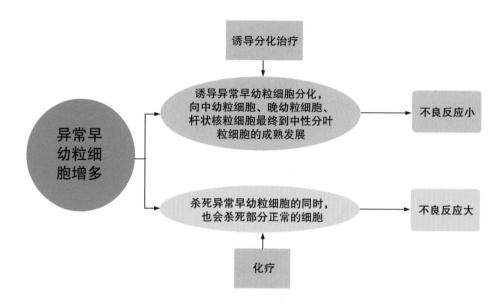

10.什么是 M3 型急性髓系白血病治疗过程中的分化综合征?

尽管维甲酸对治疗急性早幼粒细胞白血病有很好的疗效,减少了细胞毒药物对细胞的破坏而诱发的弥散性血管内凝血,从而降低了初治急性早幼粒细胞白血病的早期病死率,可使大部分患者达到完全缓解,但一些患者在诱导治疗过程中会出现分化综合征。

分化综合征是急性早幼粒细胞白血病患者在使用维甲酸或亚砷酸诱导缓解治疗过程中出现的致命性并发症,其发生机制尚未充分阐明。目前研究认为,诱导治疗导致细胞因子与黏附分子分泌显著增高,促使急性早幼粒细胞白血病细胞迁移至肺部明显增多,从而造成发热、体重增加、肌肉骨骼疼痛、呼吸窘迫、肺间质浸润、胸腔积液、心包积液、皮肤水肿、低血压、急性肾衰竭甚至死亡等临床表现。分化综合征是阻碍急性早幼粒细胞白血病高效诱导治疗的"瓶颈",严重影响患者预后。因此,提高对于分化综合征认识水平,及时进行预防,并在出现分化综合征时采用地塞米松治疗至关重要。

11.除了 M3 型,其他急性髓系白血病应如何治疗?

对于非 M3 型的急性髓系白血病,其主要治疗手段为联合化疗和造血干细胞移植,近年来也出现了很多新的治疗方法,如靶向药物、免疫治疗药物等。

其中,"3+7"标准诱导方案是由 3 天的去甲氧柔红霉素或柔红霉素联合 7

天的阿糖胞苷组成，是非 M3 型急性髓系白血病的一线化疗方案。使用"3＋7"标准诱导方案治疗，患者的完全缓解率可达 70％～80％。成人急性髓系白血病患者在初期常用该方案或在该方案的基础上加用其他药物进行诱导化疗，诱导缓解后根据预后危险分层选择自身或异基因造血干细胞移植或化疗进行缓解后治疗。

而对于不适合强化疗的成人患者或年龄大于 75 岁的老年患者，或年龄小于 75 岁但伴随其他严重并发症的患者，可选择支持治疗或者低强度化疗。去甲基化药物地西他滨和阿扎胞苷就是急性髓系白血病中的一种低强度治疗方案，特别是去甲基化药物联合 Bcl-2 的抑制剂维奈克拉的低强度诱导治疗方案的应用，取得了很好的治疗效果，已被国内外推荐为体质较差的老年患者的标准治疗方案。

虽然患者可以通过化疗和造血干细胞移植获得较好的疗效，但部分患者仍会发展为复发难治。目前，对于复发难治性的急性髓系白血病患者仍然缺乏有效的治疗方法，因此科研人员正在探索更多影响预后的危险因素，以便对复发难治性患者进行早期的预测，进而可以在疾病早期采取有效的治疗手段。此外，由于部分患者无法承受联合化疗的不良反应，所以降低化疗药物剂量、提高患者生活质量也是至关重要的。

小分子靶向药物相对化疗而言，毒性更小，患者治疗舒适度更高，可接受性更强，因此急性髓系白血病的分子靶向治疗值得大家期待。

免疫治疗白血病是一项重要的创新，具有特异性强、可控制、不良反应小等优势，但急性髓系白血病免疫治疗还需要更多的研究来证实。

急性髓系白血病的治疗发展迅速，有多种不同的治疗方法。鉴于急性髓系白血病临床因素及特定的生物学特征，个体化的治疗方案至关重要。

12.急性髓系白血病可以治愈吗？

急性髓系白血病是有可能治愈的，但并不是所有的急性髓系白血病都能够治愈。

M3 型急性髓系白血病是目前唯一可以治愈的白血病亚型。全反式维甲酸与亚砷酸联合的双诱导方案的应用，使急性早幼粒细胞白血病成为预后较好甚至可治愈的疾病，对于低危患者，全口服无化疗方案的治愈率达到了 88％以上，在临床上开辟了"无化疗"时代。现在对于急性早幼粒细胞白血病基本不再进行移植治疗。

不过,越是早发现并积极治疗,患者预后就越好。非 M3 型的白血病在通过诱导缓解后,部分患者可通过联合化疗,之后进行造血干细胞移植获得临床治愈。

13.白血病会遗传给下一代吗?

白血病具有遗传性,但不是遗传病。经研究证实,遗传因素、染色体以及基因异常之间具有密切联系。

在同卵双胞胎中,一人患白血病,另一人患白血病的机会为 20%～25%,比双卵双胞胎者高出约 12 倍,在白血病患者的兄弟姐妹间,白血病的发病率比自然人群高 2～4 倍(10/10 万),主要类型为急性淋巴细胞白血病和急性粒细胞白血病。

此外,还有一些遗传性疾病常伴较高的白血病发病率,这些遗传性疾病多数具有染色体畸变和断裂。如唐氏综合征,其 21 号染色体为三体型,易发生急性粒细胞白血病和急性淋巴细胞白血病,白血病的发病率为(40～60)/10 万,较正常儿童高 15～20 倍。另外,范科尼贫血和布卢姆综合征易并发急性粒细胞白血病,运动失调性毛细血管扩张症易并发急性淋巴细胞白血病,先天性睾丸发育不全(Klinefelter 综合征)易并发急性粒细胞白血病等。

虽然某些白血病的发生与遗传因素关系密切,但是目前所见到的绝大多数白血病不属于遗传性疾病,只能说与遗传因素有关。

14.为什么急性髓系白血病患者需要做基因检测?

急性髓系白血病中最常见的分子生物学异常主要包括融合基因和基因突变,基因检测对于该病患者来说具有重要意义。

在诊断方面,一些特定的融合基因及基因突变检测已作为诊断不同类型白血病的依据。

在预后分层方面,各项临床指南均将基因突变及融合基因的类型纳入急性髓系白血病预后分层当中,将患者分为低危、中危、高危,通过不同的预后分层预测患者的治疗反应、复发风险和生存结局。例如,急性白血病伴有 *PML-RARα*、*CBFβ-MYH*11 等融合基因的患者预后较好,能获得较高的缓解率和较长的生存期,不推荐早期进行异基因造血干细胞移植;而伴有 *MLL* 重排的白血病,往往提示对化疗不敏感、缓解后易复发、生存期短,推荐缓解后早期进行异基因造血干细胞移植。

在治疗方面,一些特定基因突变的抑制剂可以发挥治疗作用。因此,对于目前有靶向药物治疗的白血病类型来说,医生会建议患者在接受治疗之前做疾病相关的基因检测,以更精准地指导临床治疗。

急性髓系白血病基因突变有些在初次诊断前已经发生,治疗缓解后消失,在疾病复发时再次出现,在疾病复发时还会新发其他基因突变。因此,急性髓系白血病患者初诊、检测疾病残留和复发时均需进行基因突变检测。

微小残留病(MRD)是指白血病经过治疗缓解后,体内仍存在少量白血病细胞,是白血病复发的首要原因。对于这部分残留肿瘤细胞的监测至关重要,但骨穿形态学检测不出来,只能通过更为敏感的方法检测。融合基因作为白血病发生发展过程中特异性分子生物学标记,在白血病细胞中稳定存在,与白血病负荷相关,是非常好的微小残留病监测指标。因此,通过基因检测监测白血病细胞残留,可以有效预测急性髓系白血病复发和生存,指导个体化治疗,延长急性髓系白血病患者生存期。

综上所述,在急性髓系白血病患者的诊断、治疗、预后及疾病监测的各个阶段都离不开基因检测。

15.为什么急性髓系白血病患者需要做二代测序检测?

DNA 测序技术一直是分子生物学相关研究中最常用的技术手段之一。二代测序又称为"高通量测序"(NGS),是基于聚合酶链反应(PCR)和基因芯片发展而来的 DNA 测序技术。二代测序具有高度一致性和可重复性,更重要的是目前 NGS 的检测成本已降低到可以用于常规临床检测。

二代测序的应用使得几乎所有急性髓系白血病患者都能在初诊时筛查出基因突变。这些基因突变对于急性髓系白血病的预后分层及治疗方案的选择非常重要。二代测序的另一个特点是可以对突变比例准确定量。因此,二代测序对于急性髓系白血病的精准治疗具有重大作用。

16.什么是急性髓系白血病的靶向治疗?

靶向治疗就是靶向药物进入体内会特异地作用于白血病细胞并使其死亡,不会损伤周围正常组织细胞,所以靶向治疗又被称为"生物导弹"。

基因突变参加了白血病发生和进展等过程,而靶向治疗正是瞄准了白血病细胞的基因突变,针对这类突变的基因来设计相应治疗药物,将这些基因打回原形,阻止它干坏事,从而达到抑制白血病发展的目的。不过靶向药物虽好,但并非人人有效,因为并不是每一位患者都存在相同的基因突变类型。若患者听说靶向药物好就盲目使用,而不管是否适合,可能会延误病情。

目前急性髓系白血病靶向治疗的药物主要有三类:第一类是小分子靶向药,如 Bcl-2 抑制剂维奈克拉、IDH1/IDH2 抑制剂、FLT3 抑制剂等;第二类是嵌合抗原受体 T 细胞免疫疗法(CAR-T 疗法),相对于淋巴系统肿瘤和浆细胞肿瘤,CAR-T 疗法目前在该病中的发展应用较为滞后。第三类是抗体类药物,如单抗、双抗以及三抗类药物。

目前,成人急性髓系白血病一线治疗主要以化疗和移植为基础,未来可能联合靶向药物以及免疫治疗药物进一步提高治愈率,减低毒不良反应。对于老年患者以及复发难治患者,化疗联合靶向药物治疗已成为急性髓系白血病治疗的指南推荐方案。随着未来新的靶向药物不断问世,多种靶向药物联合,或者靶向药物和免疫治疗药物联合的这种"无化疗"方案,能够进一步提高患者的耐受性和疗效。

17.老年急性髓系白血病患者能耐受化疗吗?

化疗并非都是高强度的,对于年龄较大、身体情况较差的老年急性髓系白血病患者,可以采用低强度的化疗方案,包括 CAG 预激方案、小剂量阿糖胞苷的治疗、去甲基化药物单药或联合维奈克拉的治疗方案,以及联合靶向药物治疗,尤其是去甲基化药物联合维奈克拉的方案具有很好的疗效。当然,对于老年患者,应先进行身体情况的评估,对于部分身体情况较好的老年患者,完全可以采用标准强化化疗。

(李森　陈春燕)

急性淋巴细胞白血病

1.什么是急性淋巴细胞白血病?

急性淋巴细胞白血病,简称"急淋",英文缩写 ALL,属于急性白血病中的一种。

该病起病急,进展快,是一种由于淋巴细胞异常或淋巴细胞过量增殖引起的血液系统恶性肿瘤。如不及时治疗,其自然病程仅有数月。淋巴系造血细胞形成原始淋巴细胞,而后者会发育成淋巴细胞。而在急性淋巴细胞白血病中,骨髓中的原始淋巴细胞生长发育失控,产生大量原始淋巴细胞,挤占了其他正常造血细胞的空间,导致其他血细胞减少而无法发挥正常的功能。

急性淋巴细胞白血病占所有白血病的15%左右,约占急性白血病的30%。在美国,白人发病率为1.5/10万,黑人发病率为0.8/10万,男女比例约为1.4:1,成人与儿童比例约为1:3。根据统计,目前我国急性淋巴细胞白血病的发病率为0.69/10万。

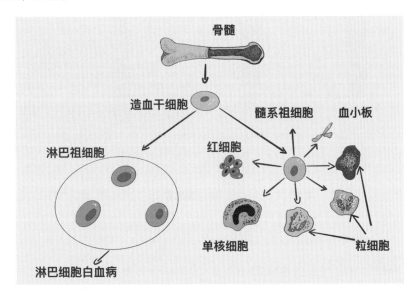

2.什么是费城染色体阳性急性淋巴细胞白血病?

急性淋巴细胞白血病根据有无费城染色体(Ph染色体)可分为费城染色体阳性急淋(Ph+ALL)和费城染色体阴性急淋。此外,还有少部分Ph样急淋。

Ph染色体是诺维尔(Nowell)等人于20世纪60年代在慢性粒细胞性白血病患者中发现的一种特殊染色体,因为首先在美国费城(philadelphia)发现,故称为Ph染色体,它是由9号和22号染色体易位,形成BCR-ABL融合基因,表达BCR-ABL融合蛋白P210、P190和P230。Ph+ALL占所有成人急淋总发病率的20%左右,随发病年龄增加发生率也增加。目前,酪氨酸激酶抑制剂(TKI)联合传统的化疗方案使Ph+ALL患者的5年总生存率从10%提高到40%左右。

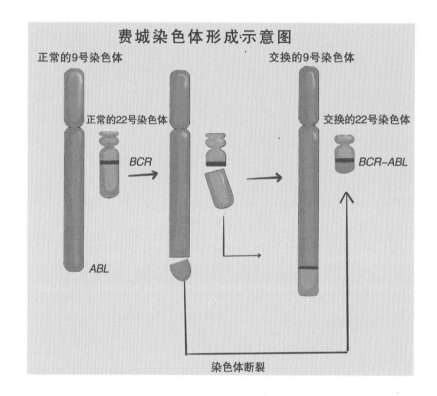

3.什么是 Ph 样急性淋巴细胞白血病?

它是急性淋巴细胞白血病的一个亚型,该亚型的患者并无 Ph 染色体,但与 Ph＋ALL 患者具有一些共同特征,因此命名为 Ph 样急性淋巴细胞白血病。Ph 样急性淋巴细胞白血病的患病率呈钟形曲线,年轻人的患病率高,儿童及老年人患病率较低,预后差。

4.急性淋巴细胞白血病患者有哪些临床表现?

急性淋巴细胞白血病常见临床表现如下:

(1)骨髓中大量白血病细胞聚集,造成正常造血系统功能受阻:

1)贫血:是最常见的症状之一,随疾病的进展而加剧,表现为头晕、心悸、苍白、无力等。

2)出血:表现为齿龈及鼻出血,皮肤瘀点、瘀斑等,出血部位以皮肤黏膜最常见。

3)发热:是常见表现,有时也是首发症状。发热主要原因有两方面,一方面,白血病细胞释放的细胞因子刺激中枢神经的体温调节中枢,导致发热。另一方面,白血病细胞异常增殖,正常血细胞的增殖会受到抑制,淋巴细胞功能下降和中性粒细胞减少或缺乏,使患者容易出现感染,导致发热。

(2)白血病细胞髓外浸润的临床表现

1)肝脾、淋巴结肿大:轻、中度肝脾肿大比较常见,约半数患者淋巴结肿大,可累及浅表或深部如纵隔、肠系膜、腹膜后等淋巴结;典型的临床表现是与周围组织无粘连、无触痛性淋巴结肿大。

2)骨关节疼痛:白血病细胞浸润引起的骨痛一般比较剧烈,部位不固定,主要见于脊柱、四肢骨和骨盆,游走性不太明显。

3)中枢神经系统白血病:浸润部位大多发生在硬脑膜、蛛网膜等部位,其次为脉络膜、脑实质或颅神经。中枢神经系统白血病会造成颅内压升高,患者出现头痛、恶心、呕吐、视力模糊、视盘水肿,甚至抽搐、昏迷等表现。

4)睾丸:主要表现为睾丸无痛性肿大,质地坚硬但无触痛,多为一侧性,另一侧虽无肿大,但活检时往往会发现有白血病细胞浸润。

5.急性淋巴细胞白血病包括哪些类型?

(1)按细胞大小(FAB 形态学分型、我国标准):

1)L1:原幼淋细胞以小细胞为主,大细胞<0.25(25%)。

2)L2:原幼淋细胞以大细胞为主>0.25(25%)。

3)L3:以大细胞为主,胞质较多,深蓝色,多空泡呈蜂窝状,称伯基特(BurKitt)型。

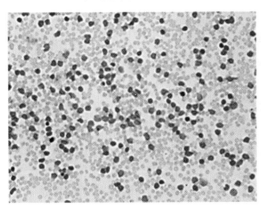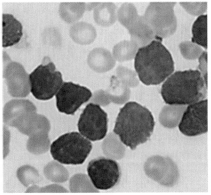

急性淋巴细胞白血病患者骨髓涂片

(2)目前急性淋巴细胞白血病主要按照 WHO 的标准分型,根据免疫学表型的不同分为 B 系急性淋巴细胞白血病(占 80%～85%)和 T 系急性淋巴细胞白血病(占 15%～20%)。

6.急性淋巴细胞白血病患者需要做哪些检查?

(1)检查是否有浅表淋巴结肿大、胸骨压痛、肝脾肿大、皮肤出血点等。

(2)实验室检查

1)骨髓象:即骨髓细胞形态学,原始及幼稚淋巴细胞≥20%。

2)血液检查:血常规和外周血涂片进行人工细胞分类。

3)细胞化学:苏丹黑染色(阴性)、过氧化酶染色(阴性)、糖原染色(阳性)、酸性磷酸酶染色(T淋巴细胞白血病常阳性)。

4)免疫分型:应用多种单克隆抗体对白血病细胞进行标记,常用多参数流式细胞仪进行分析,确定急性淋巴细胞白血病的具体类型。

5)细胞遗传学和分子生物学检查:应用染色体显带技术和FISH检测进行染色体核型分析,PCR检测进行基因突变分析等。

6)脑脊液检查:脑脊液检查是诊断中枢神经系统白血病的重要依据,除了脑脊液压力、常规和生化检查,还需要对脑脊液做细胞学检查和免疫表型分析。

7)影像学检查:超声检查、CT扫描、MRI等成像研究。

7.急性淋巴细胞白血病治疗过程中会出现哪些并发症?

(1)肿瘤溶解综合征:对化疗敏感的白血病细胞在初始治疗时,大量肿瘤细胞出现溶解性坏死,引起高磷血症、高尿酸血症、低镁血症、低钙血症及尿酸结晶堵塞肾小管的情况,严重时甚至导致急性肾衰竭。淋巴系恶性细胞对化疗药物比较敏感,在肿瘤高负荷时比较容易出现肿瘤细胞溶解综合征的情况,所以需要积极预防和处理。

(2)心脏毒性:主要指以柔红霉素为代表的蒽环类药物引起的心脏毒性,包括慢性心功能损害和急性心肌损伤。前者为不可逆的充血性心力衰竭,与蒽环类药物使用的剂量累积相关,后者为短暂而可逆的心肌局部缺血,可表现为心慌、气短、胸闷、心前区不适等。

(3)肝脏毒性:急性淋巴细胞白血病在治疗过程中,应根据临床情况定期复查肝功能。

(4)神经毒性:应用长春新碱等药物时,经常出现的不良反应有手指麻木、四肢感觉异常、腱反射的迟钝或减弱。

(5)中性粒细胞缺乏伴发热:如果血象提示粒细胞缺乏,且合并感染,应迅速给予经验性抗菌药物治疗,同时积极完善细菌药敏实验等检查,待具体病原体进一步明确后,再进行针对性治疗。

8.什么是白血病侵犯中枢神经系统？

当白血病细胞侵犯蛛网膜或者蛛网膜邻近神经组织时，而产生相应的临床症状和体征，称为白血病侵犯中枢神经系统。

当急性淋巴细胞白血病患者，特别是经过治疗达到完全缓解后，出现头痛、恶心呕吐、意识障碍、颅内出血等症状时，需高度怀疑并进行相关检查以明确是否合并中枢神经系统白血病。

9.如何治疗中枢神经系统白血病？

其治疗方法有三种，分别是鞘内注射化疗药物、静脉应用能够透过血-脑屏障的药物和放疗。

在患者排除禁忌证的情况下，需要在腰椎穿刺的同时进行鞘内注射药物。药物通过鞘内注射直接进入脑脊液杀伤白血病细胞，从而使中枢神经系统白血病症状得到有效控制甚至治愈。

由于大剂量氨甲蝶呤和阿糖胞苷能够穿过血-脑屏障并达到治疗浓度，所以大剂量氨甲蝶呤和阿糖胞苷静脉滴注的全身化疗能够治疗中枢神经系统白血病。

但是有一部分患者经过腰椎穿刺、化疗药物鞘内注射等方法也不能完全杀伤中枢神经系统中的白血病细胞，这个时候就可以选用放疗的方法，通过头颅及脊髓等部位的放疗来杀伤白血病细胞。

10.如何治疗急性淋巴细胞白血病？

急性淋巴细胞白血病的治疗方案应根据患者疾病的分期、分型，以及患者自身情况等因素进行个性化治疗。

治疗方式以传统联合化疗为主，其他治疗手段包括靶向治疗、生物免疫治疗、异基因造血干细胞移植等。患者应进行早期、及时、规范化的综合治疗。

其中系统化疗大致分为诱导期治疗、强化治疗、维持期治疗三个阶段。

11.什么是急性淋巴细胞白血病的免疫治疗？

白血病的免疫治疗方法是通过激发和增强机体的免疫功能，以此控制和杀灭肿瘤细胞而不伤害正常的免疫细胞。B细胞急性淋巴细胞白血病的免疫治疗包括单克隆抗体、抗体偶联药物（ADC）、双特异性抗体及细胞免疫治疗（如CAR-T治疗）等。

贝林妥欧单抗（CD19/CD3 双抗）是靶向 CD19 和 CD3 的细胞衔接分子（BiTE），其主要适用于 MRD 阳性 B 细胞急性淋巴细白血病患者清除残留白血病细胞，以及复发或难治性 B 细胞急性淋巴细胞白血病患者治疗。目前临床试验表明，贝林妥欧单抗可快速高效清除 MRD，给患者带来更长生存。

奥加伊妥珠单抗是一种靶向 CD22 的抗体-药物偶联物（ADC），由靶向 CD22 的单克隆抗体（mAb）与细胞毒制剂卡奇霉素偶联。

CAR-T 疗法最初被大众所熟知是源于一个患有急性淋巴细胞白血病的名叫艾米莉（Emily）的女孩。2010 年，5 岁的艾米莉被诊断为急性淋巴细胞白血病，传统化疗未能治愈她的疾病，其身体状况变得越来越差。在艾米莉生命垂危之际，她的父母决定让她参加 CAR-T 疗法的临床研究，因此她成为世界上第一个接受 CAR-T 治疗的儿童。

虽然艾米莉在接受 CAR-T 治疗后出现了严重的不良反应——"细胞因子风暴"。但在医生给予抗白介素-6 单抗等相关治疗后，成功抑制了艾米莉体内过度激活的炎症风暴，使其最终度过危机。如今，艾米莉已连续 10 余年无癌生存，达到了临床治愈的目标。

CAR-T 是一种细胞疗法，而不是一种药物，每位患者都需要"量身定制"。目前，CAR-T 不仅用于治疗复发难治的急性淋巴细胞白血病，针对淋巴瘤、多发性骨髓瘤等的 CAR-T 治疗也在研究并用于临床治疗中。

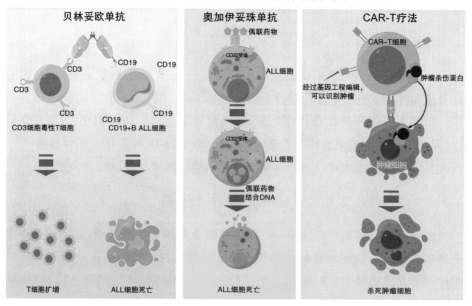

急性淋巴细胞白血病的三种免疫疗法的区别模式图

12.急性淋巴细胞白血病会遗传吗？

不会。急性淋巴细胞白血病是一种淋巴系统恶性增殖导致的血液肿瘤性疾病,它的遗传因素不大,不是一种遗传性疾病。

目前急性淋巴细胞白血病的发病原因仍然不是十分清楚,但是普遍认为它的发病机制是正常的造血干细胞在环境、表观遗传等多种因素影响下发生的。

13.急性淋巴细胞白血病的预后如何？

急性白血病患者若不经特殊治疗,平均中位生存期仅 3 个月左右,短者甚至在诊断数天后即死亡。随着新的治疗药物不断出现,急性淋巴细胞白血病的一部分患者能够获得长期无病生存甚至治愈。

14.患者化疗后在日常生活中需要注意什么？

(1)提高依从性,树立战胜疾病的信心:

1)患者:保持乐观、积极向上的心态,培养自己的兴趣爱好,避免情绪刺激和波动;严格遵守医嘱进行治疗,加强生活的管理,养成良好的饮食和作息习惯;同时注意个人卫生,预防感染。

2)家属:鼓励并给予患者足够的关心和照顾,减少患者紧张、焦虑、绝望的情绪;同时应加强对患者的生活管理,提高患者的生活质量。

(2)在日常生活中,根据患者病情的不同阶段积极调整注意事项:

1)饮食:加强营养的摄入,均衡饮食,给予高热量、高蛋白、富含膳食纤维的各类营养素,多食用新鲜水果、蔬菜;清淡饮食,禁忌辛辣和刺激性的食物,同时注意避免食用隔夜饭菜。

2)运动:肿瘤早期的患者可遵医嘱进行适当的户外运动,在增强机体抵抗力的同时,还可以缓解疾病带来的压力,运动强度应适当,避免过度劳累;晚期患者以卧床休息为主,可遵医嘱并在家属的陪伴下进行适当的室内活动;对于长期卧床的患者,家属要经常帮助按摩活动肌肉,防止肌肉的萎缩和下肢静脉血栓的形成。

3)睡眠环境:为患者创造良好的睡眠环境,保证充足的睡眠,避免受凉和劳累,睡觉前喝一杯热牛奶或者用热水泡脚以促进睡眠;经常开窗通风,保持家庭空气清新,定期消毒。

15.患者化疗出院后,要注意哪些事项?

(1)根据医嘱定期复查,积极与医生保持联系,如有异常及时就诊处理。

(2)密切注意患者新出现的症状和体征,如发热、贫血、淋巴结肿大、出血等,定期记录体温和体重的变化。

(3)密切观察患者放化疗引起的不良反应,如食欲减退、恶心、呕吐、心悸、感染等。

(4)Ph 阳性的急性淋巴细胞白血病患者出院后,仍需继续服用酪氨酸激酶抑制剂,定期复查 *BCR-ABL* 基因等检查,根据结果调整用药方案。

(邵振兴 孙婷)

慢性粒细胞白血病

1.什么是慢性粒细胞白血病?

慢性粒细胞白血病,简称"慢粒",英文缩写 CML,属于骨髓增殖性肿瘤,是一种影响正常造血的血液系统恶性肿瘤,临床上分为慢性期、加速期和急变期。90%～95%的患者在初诊时为慢性期,慢性期患者部分没有临床表现,多为查体时发现白细胞增高或 B 超显示脾大,进一步检查后发现的。有些患者会因脾大引起上腹不适,出现乏力、消瘦、低热等症状。当病情进展,进入加速期和急变期后,患者会出现不明原因的高热、骨骼疼痛以及脾脏进行性增大,向急性白血病转化。

我国慢粒的年发病率为 0.36/10 万,在各类白血病发病率中占第三位,占成年人白血病的 15%～20%。随着年龄增加,慢粒发病率有逐步升高的趋势,我国慢粒患者较西方更为年轻化,发病年龄多在 45～50 岁。

2.哪些因素会增加得慢粒的风险?

慢粒的病因比较复杂,目前较为公认的危险因素包括:

(1)暴露于过量电离辐射:如接受放疗的患者,反应堆泄露的幸存者。

(2)频繁接触染发剂等化学制品。

(3)年龄:随着年龄增长,患病率增加。

（4）性别：男性比女性患病率稍高。

3.什么是脾大？它和慢粒的关系如何？

脾脏位于腹腔的左上方，正常情况下位于肋骨深处，无法触及。脾大是重要的病理体征。如果仰卧位或侧卧位能摸到脾边缘即认为脾大。

脾大视程度可分为三等：深吸气时脾的下缘在肋缘下 3 厘米以内为轻度脾大；脾的下缘超出肋缘下 3 厘米至平脐为中度；脾的下缘超出脐水平以下为极度脾大，巨脾。

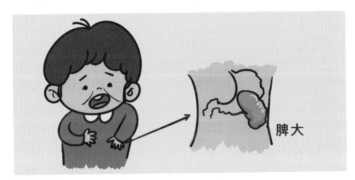

慢粒患者骨髓中过多的粒细胞随外周血到达脾脏，在此堆积，导致脾大的发生。

4.查体时发现白细胞升高就一定是慢粒吗？

造成白细胞升高的原因有很多，剧烈的体力活动、暴热和严寒，都会造成白细胞短暂升高。除了这些生理性原因之外，过敏、感染、中毒、严重的组织损伤、药物以及部分血液系统疾病，都会导致白细胞升高。因此，单凭白细胞增高是无法诊断慢粒的，还需要根据其他指标，如外周血细胞形态、骨髓象等进行诊断。

5.慢粒患者应该做哪些检查？

首要的检查是实验室检查，包括外周血细胞计数、骨髓穿刺和骨髓活检，做骨髓染色体检查看有没有费城染色体，做 *BCR-ABL* 融合基因检查，以及针对肝脾肿大等的影像学检查。

6.为什么诊断慢粒必须做骨髓穿刺？

白血病细胞起源于骨髓中的造血干祖细胞，因此检查骨髓中的白血病细胞对于白血病的诊断具有决定性作用。因此,患者不能因为害怕疼痛而不做骨髓穿刺。骨髓穿刺检查前会采用局部麻醉减轻疼痛。

7.为什么诊断慢粒需要染色体与基因相关检测?

Ph 染色体以及 *BCR-ABL* 这一特定的癌基因,参与了慢粒的疾病发生与发展,Ph 染色体或 *BCR-ABL* 的存在对于慢粒的诊断具有决定性作用。

8.慢粒怎样进行分期?

慢粒主要根据血液或骨髓中原始细胞的数量进行分期,包括慢性期、加速期和急变期。

(1)慢性期:外周血或骨髓中原始细胞<10%。

(2)加速期:①外周血或骨髓原始细胞占 10%～19%;②外周血嗜碱性粒细胞≥20%;③对治疗无反应或非治疗引起的持续血小板减少($<100×10^9$/升)或增高($>1000×10^9$/升);④治疗过程中出现 Ph 染色体基础上的克隆演变;⑤进行性脾脏增大或白细胞增高。

(3)急变期:①外周血或骨髓原始细胞≥20%;②骨髓活检原始细胞聚集;③骨髓外原始细胞侵犯。

9.哪些表现提示慢粒病情进展?

(1)进行性贫血:短时期内出现贫血症状(慢粒患者在慢性期时一般不会有贫血),且不断加重。

(2)发热持续不退,抗生素治疗疗效不佳。

(3)脾脏进行性肿大。

(4)出血倾向。

(5)血象及骨髓象的改变,原始细胞比例持续增加,血小板过低或者过高。

(6)染色体检查发现获得性突变。

10.哪些因素影响慢粒预后?

慢粒患者诊断时的分期、脾的大小、白血病造成的骨质损坏的范围、外周血中嗜酸性粒细胞和嗜碱性粒细胞的数量、血小板的数量、年龄以及额外的染色体改变均是预后有关的因素。医生会在治疗前采用 Sokal 和欧洲治疗与预后研究长期生存评分(ELTS)等预后评分方法来评估患者的预后,由于药物治疗会影响评估结果,因此需要患者带好治疗前的检查报告。

11.慢粒的治疗手段有哪些?

针对慢性期患者,主要采用羟基脲等降低白细胞后,再使用酪氨酸激酶抑制剂(TKI)类药物治疗。不耐受酪氨酸激酶抑制剂药物的患者可使用干扰素治疗。进展期的患者则多在联合化疗的基础上,经病情评估后序贯行异基因造血干细胞移植。

12.为什么慢性期患者要使用酪氨酸激酶抑制剂类药物?

慢粒的发病已被证明与染色体异常有关,由于患者体内第 9 号和 22 号染色体发生易位,导致一个新的基因形成,即 BCR-ABL 融合基因,它表达具有高度酪氨酸激酶活性的 BCR-ABL 蛋白。酪氨酸激酶抑制剂能够靶向抑制 BCR-ABL 酪氨酸激酶活性,作用机制见下图。绝大多数(90%~95%)的慢粒患者存在 BCR-ABL 融合基因,而酪氨酸激酶抑制剂靶向药物已成为指南推荐的慢粒一线治疗方案,使慢粒患者的生存率大幅度提高。

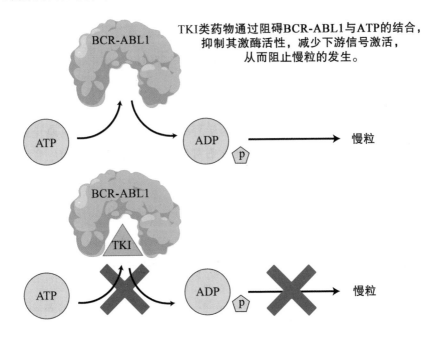

13.用于治疗慢粒的酪氨酸激酶抑制剂药物主要有哪几种?

按照酪氨酸激酶抑制剂药物开发的先后顺序区分,一共有三代:第一代是伊马替尼;第二代是尼洛替尼、达沙替尼;第三代是普纳替尼、阿西米尼和奥雷巴替尼。

14.患者能随意调整酪氨酸激酶抑制剂药物的药量吗?

随意减少或停用酪氨酸激酶抑制剂药物容易产生 BCR-ABL 激酶区的突变,发生继发性耐药。因此,患者用药期间,需要规范用药,定期药效监测,由主诊医生根据病情变化进行药物剂量调整,而不是患者自己随意调整药物剂量。

15.使用酪氨酸激酶抑制剂药物时需要忌口吗?

由于西柚、苦橙、杨桃、石榴这类水果会影响肝脏药物代谢酶细胞色素 P450 的酶活性,从而影响酪氨酸激酶抑制剂药物的血药浓度,所以患者在用药期间应禁止食用。此外,应少吃海鲜类食物,同时应禁酒。

16.有可供孕妇使用的酪氨酸激酶抑制剂药物吗?

没有,目前上市的所有酪氨酸激酶抑制剂类药物均有胎儿致畸风险。

17.酪氨酸激酶抑制剂会影响男性和女性的生殖能力吗?

男性患者服用酪氨酸激酶抑制剂对生育结局无不良影响,但应避免盲目停药备孕。女性患者服用酪氨酸激酶抑制剂对生殖能力影响较小,但应考虑对胎儿的潜在影响。

18.电影《我不是药神》中出现的"印度版格列卫"的效果如何?

"印度版格列卫"并没有通过中国食品药品监管局的审批,其临床有效性、不良反应等未经我国官方批准认证,目前处于地下流通阶段,药品质量难以监管,故无法评价此类药物的有效性及安全性。

19.仿制与原研的酪氨酸激酶抑制剂有什么差别?

根据国际通用的仿制药审批标准,仿制药进行上市前需做生物等效性研究,证实与原研酪氨酸激酶抑制剂生物等效性一致即可获批。生物等效不能等同于临床等效,需要通过循证研究进一步验证仿制药在有效性和安全性方面与原研药的一致性。

目前我国市场上流通的仿制酪氨酸激酶抑制剂类与原研酪氨酸激酶抑制剂类生物等效性一致,可以正常应用。

20.酪氨酸激酶抑制剂针对不同分期的慢粒是否同样有效?

酪氨酸激酶抑制剂针对慢性期患者的效果最好,而对加速期和急变期患者的作用有限,但依然可试用新型酪氨酸激酶抑制剂。

21.慢粒患者何时需要进行骨髓移植治疗?

(1)二线酪氨酸激酶抑制剂治疗失败的慢性期患者。

(2)治疗任何时间出现 ABL 基因 $T315I$ 突变的患者。

(3)对多种酪氨酸激酶抑制剂治疗不耐受的患者。

(4)加速期或急变期的患者,尤其是酪氨酸激酶抑制剂治疗期间疾病进展的患者。

22.酪氨酸激酶抑制剂能停药吗?

慢粒患者在达到稳定深度缓解状态两年以上后,经过评估达到停药标准,并且在保证对患者进行长期监测的情况下,才可安全停用酪氨酸激酶抑制剂。不满足以上条件的患者,应当坚持用药。需要注意的是,酪氨酸激酶抑制剂停药不代表骨髓内的肿瘤细胞被彻底清除,不等同于治愈。

23.慢粒患者的生存情况如何?

在酪氨酸激酶抑制剂出现之前,慢粒慢性期患者的中位生存期为 3～5 年。酪氨酸激酶抑制剂药物出现后患者生存率明显提升,使用伊马替尼的患者 8 年无事件生存率可达 81%,总生存率达 85%。

24.为了防范慢性髓细胞白血病进展与复发,患者能做些什么?

患者应遵循医嘱,坚持规律用药,定期复查以确定当前疾病状态,出现病情变化时及时就诊。

(崔泽龙)

慢性淋巴细胞白血病

1.什么是慢性淋巴细胞白血病?

慢性淋巴细胞白血病,简称"慢淋",英文简称CLL,是一种进展缓慢的成熟B淋巴细胞恶性肿瘤,以大量B淋巴细胞聚集在外周血、骨髓及淋巴组织中为特征。该病好发于50岁以上的老年人群,且男性多于女性。

慢淋发病率在不同国家有较大差异。在西方国家,慢淋是成人最常见的白血病(占1/3),占慢性白血病的50%或更多。而在包括我国在内的亚洲国家,慢淋是一种相对少见的血液系统恶性肿瘤。

2.什么是小淋巴细胞淋巴瘤? 与慢淋是同一种病吗?

小淋巴细胞淋巴瘤,英文简称是SLL,是小淋巴细胞发生了癌变导致的慢性淋巴组织恶性肿瘤,属于非霍奇金淋巴瘤中一种比较常见的亚型。小淋巴细胞淋巴瘤与慢淋为同一疾病的不同发展阶段,二者发病时的表现及治疗效果差异不大,治疗方法也比较相似。

3.哪些人容易得慢淋?

与其他大多数恶性肿瘤一样,慢淋的病因可能与多种因素有关,如遗传因素、环境因素、化学物质、病毒感染等,但确切病因尚未完全明确。以下几类人群可能较普通人更容易患慢性淋巴细胞白血病:

(1)因为遗传因素是目前唯一明确的高危因素,所以慢淋患者的直系亲属中患该病的危险性比没有慢淋家族史的人群高3倍,其中男性患者约为女性患者的两倍。

(2)长期从事接触低频电磁场及放射线者。

(3)长期接触苯者。

(4)长期吸烟与吸二手烟的人群,患病的可能性会高于一般人群。

(5)免疫功能低下的患者由于自身免疫功能低下,导致机体监视和清除肿瘤的能力降低,发生包括白血病在内的各种恶性肿瘤的可能性会大幅上升。

(6)病毒感染患者往往会损失细胞的遗传物质,导致慢淋的发生,如EB病毒、肝炎病毒感染可能与本病的发生有关。

4.慢淋患者会出现哪些临床表现？

如果患者出现不明原因的发热、乏力、体重下降、淋巴结肿大或肝脾肿大，则需到医院及时就诊，完善血常规等检查。如果血常规检查发现患者的白细胞总数增高，其中淋巴细胞比例和淋巴细胞数目增高得尤为明显，就要警惕该疾病的发生。

5.定期查体能否发现慢淋？

患者若定期查体，是可以尽早发现慢淋的。慢淋一般起病隐匿，早期多无明显症状，不易察觉。大多数患者是在定期查体中发现白细胞或淋巴细胞增多而来医院就诊，也有部分患者是查体中触及肿大的淋巴结或腹部 B 超提示脾脏肿大而来医院就诊的。因此，定期查体非常重要。

6.慢淋患者需要做哪些检查？

如果怀疑得了慢淋，要积极配合医生做一些检查，包括血常规、骨髓穿刺术、骨髓活检术等。慢淋的诊断是复杂的，要结合临床表现以及血象、骨髓象、免疫表型等结果综合评估，进行诊断。

7.慢淋的血细胞比例发生了什么变化？

绝大多数慢淋患者血常规显示白细胞数增高，以淋巴细胞增高为主。淋巴细胞绝对值往往$>50\times10^9$/升，且伴淋巴细胞比例增高，而红细胞与血红蛋白计数往往下降，血小板明显降低往往出现在疾病的晚期。

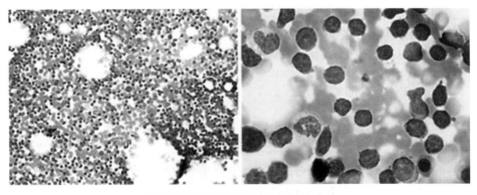

慢性淋巴细胞白血病患者骨髓涂片

8.什么是流式细胞术?

流式细胞术是应用流式细胞仪,通过多种单克隆的抗体以及荧光染料,测定一个细胞的多种参数,用来正确判断这个细胞的属性以及分化程度等的检查方法。

简单来说,流式细胞术可以对体内的细胞进行分选,也可以识别出慢淋的细胞,以帮助诊断慢淋。

9.慢淋患者为什么要检查免疫球蛋白水平?

免疫球蛋白水平是反映机体免疫功能的重要指标,它代表着人们身体的抵抗力。免疫功能下降往往会增加感染风险。慢淋患者的 B 细胞恶变,正常免疫球蛋白产生减少,容易出现感染。因此,在临床上要定期复查免疫球蛋白,对于血清免疫球蛋白水平很低的患者可以补充免疫球蛋白。

10.慢淋患者出现淋巴结肿大就必须做淋巴结活检吗?

是的。无痛性淋巴结肿大是慢淋最常见的症状,淋巴结活检有助于明确淋巴结肿大的病因,并帮助明确疾病诊断。

11.慢淋患者必须做影像学检查吗?

是的。影像学检查对于确定慢淋的分期具有重要价值,还在判断治疗效果及预后评估中发挥重要作用。

12.患者确诊了慢淋后就需要立即开始治疗吗?

慢淋患者在被确诊后还需要进行疾病分期,医生会评估其是否有治疗指征,达到治疗标准的患者才需要治疗。根据疾病的临床和分子特征,患者被确诊后至首次治疗的时间从几个月到几十年不等。

13.慢淋患者应何时开始治疗?

不是所有患者都需要治疗,但当患者至少具备以下一项情况时就应开始治疗:

(1)进行性骨髓造血衰竭,表现为血红蛋白和(或)血小板数越来越下降。

(2)出现巨大脾脏,脾超过左肋缘下 6 厘米或有症状的脾大。

(3)巨块型淋巴结肿大(淋巴结直径最长超过 10 厘米)或有症状的淋巴结肿大。

（4）进行性淋巴细胞增多，2个月内淋巴细胞增多超过 50%，或不到 6 个月淋巴细胞数目增加 1 倍。如初始淋巴细胞＜$30×10^9$/升，则不能单凭淋巴细胞数目倍增作为治疗指征。

（5）慢淋导致的皮肤、肾、肺、脊柱等功能异常。

（6）患者伴随的自身免疫性溶血性贫血和（或）免疫性血小板减少症对皮质类固醇反应不佳。

（7）至少存在下列一种疾病的相关症状：①体重下降≥10%：在前 6 个月内无明显原因的体重下降。②严重疲乏：如 ECOG 体能状态评分≥2 分；不能进行常规活动。③无感染证据：体温＞38.0 ℃，超过 2 周，夜间盗汗＞1 个月。

14.什么是慢淋的靶向治疗？

靶向治疗是通过靶向药物针对性地抑制慢淋细胞上的一种或多种特定蛋白质，从而达到抑制肿瘤细胞生长繁殖的作用。目前，靶向药物已成为慢淋重要的治疗手段，通过长期规律地口服靶向药物，达到稳定控制肿瘤进展的目的，也是慢淋的一线治疗。

根据靶向药物作用的靶点不同，常用的慢淋靶向药物可分为 BTK 抑制剂（伊布替尼、泽布替尼、奥布替尼、阿卡替尼等）、PI3K 抑制剂（艾代拉里斯、杜韦利西布等）、Bcl-2 抑制剂（维奈托克）、单克隆抗体（利妥昔单抗、奥妥珠单抗、奥法木单抗、阿伦单抗等）。

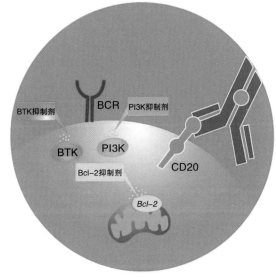

靶向治疗的模式图

15.慢淋可以治愈吗?

总体来说,慢淋是一种慢性白血病,疾病进展偏缓慢,病史相对较长,生存期相对于急性白血病也更长。

同绝大多数恶性肿瘤一样,慢淋的治疗是以减轻肿瘤负荷,改善患者的症状为主要目的。所有现代治疗手段,无论是化疗、放疗,还是免疫治疗、靶向治疗均无法治愈慢淋,而造血干细胞移植仍是唯一可能治愈的手段,但因该病患者年龄偏大而极少采用。

16.什么是慢性淋巴细胞白血病的 Richter 转化?

虽然大多数慢淋呈现惰性,但仍有 10% 左右的慢淋患者会发生疾病进展,出现 Richter 转化。Richter 转化指的慢淋进展为侵袭性强的淋巴瘤,90% 进展为弥漫大 B 细胞淋巴瘤,10% 进展为霍奇金淋巴瘤,发生 Richter 转化的患者中位总生存期显著缩短。转化为弥漫大 B 细胞淋巴瘤需按照弥漫大 B 细胞淋巴瘤进行治疗,转化为霍奇金淋巴瘤则需按照霍奇金淋巴瘤方案进行治疗,但疗效较差,不到 15% 的患者可达到完全缓解,对于这些患者应考虑采用干细胞移植进行巩固治疗。

(徐曼　张圆圆　周其锋)

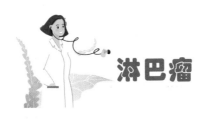

淋巴瘤

认识淋巴瘤

1.什么情况下会出现淋巴结肿大？

淋巴结作为淋巴系统的重要组成部分，正常情况下多成群分布，位于关节屈侧和体腔的隐藏部位，如肘窝、腋窝、腘窝、腹股沟、脏器门和体腔大血管附近。淋巴结的大小多为 0.2~0.5 厘米，不易触及。可触摸到的淋巴结，如腹股沟淋巴结，触及时可发现质地柔软，表面光滑，活动度良好，与周围组织无粘连。

淋巴系统是身体重要的防御系统。一方面，它能引流淋巴液，清除机体内的异物、细菌等；另一方面，它也是身体防御的前哨，是身体内的"警察"，时刻监视着身体的运行状况，对人体起到保护作用。当某器官或部位发生病变时，细菌、毒素、寄生虫或肿瘤细胞等可沿淋巴管进入相应的局部淋巴结，局部淋巴结负责进行拦截和清除，从而阻止病变扩散。如果未能阻止病变扩散，则会累及相邻淋巴结群或远处淋巴结群。此时，局部淋巴结可发生细胞增殖等病理变化，从而出现淋巴结肿大。

2.出现淋巴结肿大一定是得了淋巴瘤吗？

不一定。不是所有肿大的淋巴结都考虑是淋巴瘤。感染是造成淋巴结肿大的最常见原因，如淋巴结炎，它通常表现为伴有疼痛的淋巴结肿大。

淋巴瘤的典型临床特征是无痛性、进行性淋巴结肿大。患者若出现无痛性、进行性淋巴结肿大，且肿大的淋巴结活动度差，则需至医院就诊进行评估，医生会判断是否需要进行淋巴结活检。淋巴结活检病理检查是淋巴瘤诊断的"金标准"。

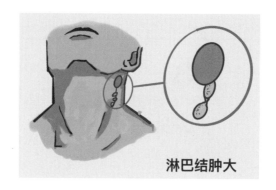

淋巴结肿大

3.淋巴瘤患者会出现淋巴结疼痛吗?

大多数淋巴瘤患者的肿大淋巴结是不会出现疼痛的,通常以无痛性、进行性淋巴结肿大为特征性表现。但霍奇金淋巴瘤患者可出现"饮酒痛",即饮酒后诱发肿瘤病变部位疼痛,可在饮酒后数分钟至几小时发生。

4.淋巴瘤主要分为哪几种?

依据不同的分类方式,淋巴瘤的分类有所不同。根据组织病理学分类,淋巴瘤可分为霍奇金淋巴瘤和非霍奇金淋巴瘤两大类。根据淋巴细胞来源的不同,可以把淋巴瘤分为 B 细胞淋巴瘤、T 细胞淋巴瘤、NK 细胞肿瘤。根据肿瘤进展和疾病预后,又可分为侵袭性淋巴瘤和惰性淋巴瘤。

5.淋巴瘤的病因是什么?

淋巴瘤的病因和发病机制目前尚未完全阐明,大致包括以下因素:

(1)与淋巴瘤发病有密切关系的感染因素:包括 EB 病毒、人类疱疹病毒-6(HHV-6)、人类疱疹病毒-8(HHV-8)、人类 T 细胞白血病或淋巴瘤病毒(HTLV)、麻疹病毒、幽门螺杆菌等。

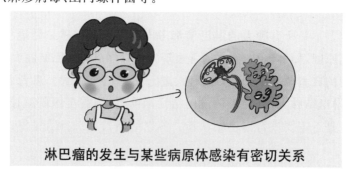

淋巴瘤的发生与某些病原体感染有密切关系

（2）免疫功能低下，以及环境因素和职业暴露：如长期使用杀虫剂、除草剂、杀真菌剂、放射线等。

（3）淋巴瘤不会遗传，但存在家庭成员群集现象：如淋巴瘤患者的直系亲属发生淋巴瘤的风险轻度升高。

6.什么是惰性淋巴瘤？

惰性淋巴瘤的"惰性"非常好地体现了这类淋巴瘤的特点。起病慢、生长慢、进展慢，常是中低度恶性 B 细胞淋巴瘤（如滤泡性淋巴瘤、小淋巴细胞淋巴瘤、边缘区淋巴瘤等）的主要特点。部分患者可以没有任何症状，仅在健康体检时发现淋巴结肿大或其他淋巴器官肿大。在治疗方面，部分患者只需要等待与观察，但对于那些在观察和随访过程中达到治疗标准的患者要根据医生建议进行治疗。

7.血常规出现淋巴细胞增多就是淋巴瘤吗？

血常规出现淋巴细胞增多不一定是淋巴瘤，感染性疾病也可出现淋巴细胞增多。淋巴瘤患者的白细胞计数多正常，淋巴细胞计数可以增加、降低或正常。因此，不能单纯通过血常规来确诊淋巴瘤。淋巴瘤的诊断一定要通过淋巴结活检病理检查来确诊。

8.B 超或 CT 可以用来确诊淋巴瘤吗？

B 超可以发现体检触诊时遗漏的淋巴结，胸部 CT 可以发现纵隔与肺门淋巴结肿大，腹部 CT 不仅可以显示腹主动脉旁淋巴结，而且还显示淋巴结造影所不能检查到的脾门、肝门和肠系膜淋巴结等受累部位。也就是说，B 超或 CT 可以发现病变部位，对淋巴瘤诊断起到提示的作用，但是对病变部位的活检病理学检查才是淋巴瘤诊断的"金标准"，因此 B 超或 CT 不可以用来确诊淋巴瘤。

9.淋巴瘤可分为哪几期？

淋巴瘤在临床上主要根据疾病侵犯部位以及是否伴有淋巴瘤 B 症状进行分期，Ann Arbor 分期是淋巴瘤通用分期（见下表），但不同类型淋巴瘤还有各自的分期系统。

根据患者有无全身症状分为 A 组（无淋巴瘤 B 症状）和 B 组（伴有淋巴瘤 B 症状），以下三种情况出现任何一项即可诊断为淋巴瘤 B 症状：①不明原因发热＞38 ℃,连续 3 天以上,排除感染的原因;②夜间盗汗;③半年内体重较诊断前下降＞10％。

淋巴瘤 Ann Arbor 分期

分期	侵犯范围
Ⅰ期	单个淋巴结区受累
Ⅱ期	累及横膈同侧≥2 个淋巴结区
Ⅲ期	横膈两侧均有淋巴结区受累
Ⅳ期	病变弥漫性或播散性侵及 1 个或多个结外器官或组织(如肝、骨髓、肺),伴或不伴淋巴结肿大

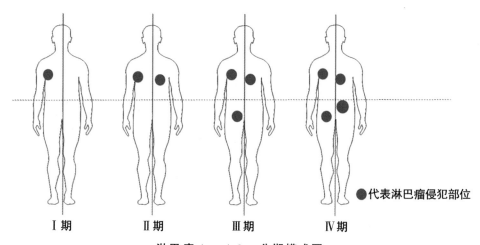

●代表淋巴瘤侵犯部位

Ⅰ期　　　　Ⅱ期　　　　Ⅲ期　　　　Ⅳ期

淋巴瘤 Ann Arbor 分期模式图

10.淋巴瘤患者需要进行哪些检查?

确诊淋巴瘤一般需完善血常规、骨髓穿刺、化验检查、影像学检查、病理学检查及其他检查。

(1)病理学检查:包括淋巴结活检、淋巴细胞分化抗原检测等,是诊断淋巴瘤的"金标准"。

(2)血常规:淋巴瘤患者可出现白细胞增多、正常或减少,部分患者可出现贫血。当患者骨髓有淋巴瘤浸润时,则可能出现全血细胞减少。

(3)骨髓穿刺:淋巴瘤可浸润骨髓,故骨髓穿刺检查必不可少。

(4)化验检查:包括乳酸脱氢酶、碱性磷酸酶、β_2-微球蛋白等,对疾病预后或肿瘤负荷具有提示作用。

（5）影像学检查：如超声、CT、全身正电子发射计算机断层显像（PET-CT）、胃肠镜检查等，可用于确定肿瘤侵犯部位。

（6）其他检查：如染色体易位检查、基因重排等，有助于明确组织病理类型。

11.淋巴结活检有危险吗？

淋巴结活检需要切除肿大的淋巴结送病理检查，通常会选择浅表的肿大淋巴结做活检，创伤很小。对于深部淋巴结肿大或者病变发生于胃肠道的患者，需要借助胃镜、肠镜、胸腔镜等取活检。患者在术后需要注意保持切口卫生，避免沾水。患者在饮食上应以清淡易消化食物为主，避免辛辣刺激的食物。浅表淋巴结切除会在术后第 3 天换药，术后 7～14 天可以拆线。

12.淋巴瘤患者为什么要做骨髓穿刺？

淋巴瘤的诊断与分期判断均需结合骨髓穿刺和活检的结果。若淋巴瘤细胞已侵犯骨髓，则说明已经进入淋巴瘤Ⅳ期，也就是常说的晚期。

此外，有少部分患者会因临床表现、影像等检查被怀疑为淋巴瘤，但没有能够切除的肿大淋巴结或结外肿物，通过骨髓穿刺结合骨髓免疫分型、染色体和基因突变检查等有可能诊断或排除淋巴瘤。

因此，淋巴瘤患者需要做骨髓穿刺和活检，以帮助明确诊断、分期及后续治疗方案的制定。

13.淋巴瘤患者治疗前必须做 PET-CT 检查吗？

PET-CT 是利用正电子核素标记葡萄糖等人体代谢物为显像剂，通过病灶对显像剂的摄取反映机体代谢变化。

PET-CT 整合了 CT 技术及利用核素标记的代谢物显像，用于观察病灶对代谢物的摄取（SUV 值），从而判断病灶的性质。PET-CT 在淋巴瘤的初始分期中具有很高的诊断灵敏度及特异性。因此，淋巴瘤患者在治疗前有必要进行 PET-CT 检查来确定病灶位置，以帮助医生判断疾病分期。

有研究表明，PET-CT 在淋巴瘤分期中的作用高于增强 CT 扫描，尤其对于无或仅有轻微解剖异常的淋巴瘤累及部位（如正常大小淋巴结、骨髓、脾脏及胃肠道受累）的检出。

14.最近出现的"120万治疗法"是什么？

最近出现的费用高达120万元的淋巴瘤治疗方法是CAR-T疗法。

CAR-T疗法的大致流程：首先采集淋巴瘤患者血液中的T细胞，通过特定方法使其表达嵌合抗原受体，即携带针对淋巴瘤细胞的"钥匙"。这把"钥匙"可以帮助T细胞特异性识别肿瘤细胞，即可以精准地找到藏在身体里的"坏人"。这种携带"钥匙"的T细胞称为CAR-T细胞，对这些细胞进行培养扩增，最后回输到患者体内。这些CAR-T细胞携带了"钥匙"，就可以特异性识别并引导T细胞杀伤淋巴瘤细胞。

T细胞是人体内重要的免疫细胞，当发现入侵的病原体或者异常细胞（如淋巴瘤细胞）时，T细胞会攻击和清除这些"异类物质"，这个过程的关键在于T细胞识别并与这些"异类物质"结合。进行改造后得到的CAR-T细胞就如同安装了GPS定位系统，可以更加精准地识别淋巴瘤细胞，从而达到清除淋巴瘤细胞的目的。

CAR-T治疗的淋巴瘤患者多在1～3个月内完全缓解，40％～50％的患者可获得持续缓解，甚至达到临床治愈。

截至2022年3月，中国上市了两款CAR-T产品，即阿基仑赛注射液和瑞基奥仑赛注射液。

15.造血干细胞移植可以治愈淋巴瘤吗？

造血干细胞移植分为自体造血干细胞移植和异基因造血干细胞移植，部分淋巴瘤患者仅通过化疗就可获得临床治愈，但部分侵袭性强的淋巴瘤需要接受自体移植进一步清除淋巴瘤细胞。对于有些自体移植后复发的淋巴瘤患者，可采用异基因移植治疗。

一般来说，接受自体造血干细胞移植的淋巴瘤患者，其复发率要高于异基因造血干细胞移植。异基因造血干细胞移植通常只用于复发性和难治性淋巴瘤患者，成功率在50％左右。

16.淋巴瘤患者在化疗、放疗期间需要注意什么？

淋巴瘤患者在接受化疗、放疗期间，需要注意以下事项：

（1）关注不良反应：如恶心呕吐、胃肠道不适等，若患者出现任何不适，请及时与医生进行沟通，医生会给予相应的处理。

（2）情绪管理：患者应尽量保持良好情绪，放松身心，不过分担心及紧张。

（3）放疗的皮肤标记线：放疗的皮肤标记线应保持清晰、干净，不要随意擦洗。

（4）预防感染发生：因为化疗、放疗会导致患者白细胞总数及中性粒细胞计数降低，所以存在一定的感染风险。建议治疗后，患者尽量避免去人员密集的场所，出门戴好口罩，预防上呼吸道感染的发生，同时还要注意个人卫生。在流感的高发季节，符合流感疫苗注射条件的人，可按照医生建议注射流感疫苗。

（5）饮食方面：患者应在化疗前 4 小时进餐，化疗前后 1～2 小时不宜进餐；化疗后要少食多餐；选择一些易消化并且富含维生素的流质饮食，如果汁；避免食用过甜、过热、辛辣、油腻的食物；还要注意食品安全卫生。此外，患者在化疗、放疗期间禁止饮酒、吸烟。

（亓梦雨　王湘玉）

霍奇金淋巴瘤

1.什么是霍奇金淋巴瘤？

霍奇金淋巴瘤（HL）是淋巴瘤的一种，也是青年人最常见的恶性肿瘤之一。该病最初由霍奇金（Hodgkin）报道，因此以他的名字命名。霍奇金淋巴瘤在欧美国家发病率稍高，我国霍奇金淋巴瘤发病率约占所有淋巴瘤的 10％，且好发于 15～34 岁的年轻人和大于 50 岁的老年人。

本病常以淋巴结肿大起病，多见于颈部和锁骨上淋巴结，可扩散到其他淋巴结，晚期可侵犯血管，累及肝脾、骨髓和消化道等。

2.霍奇金淋巴瘤有哪些分类？

根据其病理特点，霍奇金淋巴瘤分为以下两类：

（1）结节性淋巴细胞为主型。

（2）经典型霍奇金淋巴瘤：又进一步分为淋巴细胞为主型、结节硬化型、混合细胞型、淋巴细胞消减型。

3.霍奇金淋巴瘤的各个类型有什么不同？

（1）结节性淋巴细胞为主：多见于男性，男女患者比为 3∶1。初诊时多为早期局限性病变,约80%属Ⅰ、Ⅱ期,自然病程缓慢,预后好,治疗完全缓解率可达90%,10年生存率约90%,但晚期(Ⅲ、Ⅳ期)患者预后差。

(2)经典型霍奇金淋巴瘤

1)淋巴细胞为主型:约占6%,患者平均年龄偏大,多见于男性,常表现为早期局限性病变,预后较好,但生存率较结节性淋巴细胞为主型低。

2)结节硬化型:在发达国家最常见,多见于成人和青少年,其中女性患者略多,多表现为纵隔及膈上其他部位淋巴结病变,预后较好。

3)混合细胞型:在欧美国家占15%~30%,各个年龄均可发病;以腹腔淋巴结及脾大多见,约半数患者就诊时已处晚期(Ⅲ、Ⅳ期),预后较差。

4)淋巴细胞消减型:较少见,约占1%,多见于老年人及人类免疫缺陷病毒(HIV)感染者,常累及腹腔淋巴结、肝脾和骨髓,常伴全身症状,病情进展迅速,预后最差。

4.为什么会得霍奇金淋巴瘤?

根据现有资料,霍奇金淋巴瘤的病因至今尚不完全明确。其发病与病毒感染有很大关系,如EB病毒、HIV,具有免疫缺陷和自身免疫性疾病的患者患霍奇金淋巴瘤的风险增加。霍奇金淋巴瘤患者存在家庭成员聚集现象,即有淋巴瘤家族史者患病风险较正常人群高。此外,该病的病因也与接触化学物质(苯、苯氧乙酸、氯酚、杀虫剂、除草剂等)相关。

5.霍奇金淋巴瘤会遗传吗?

霍奇金淋巴瘤不是遗传病,但有一定的遗传倾向。遗传倾向是指遗传的可能性,父母遗传给下一代的不是疾病本身,而是容易发生霍奇金淋巴瘤的体质,即遗传易感性。

6.霍奇金淋巴瘤患者会出现哪些症状?

(1)淋巴结肿大:60%~80%的患者有无痛性进行性淋巴结肿大,大多表现为颈部淋巴结或纵隔淋巴结肿大。肿大的淋巴结可以是活动的,也可是互相粘连、融合成块的,摸上去质地比较韧,像触摸鼻尖的感觉。

(2)淋巴结外器官受累:疾病晚期病变侵犯淋巴结外器官,如肝脾、骨髓等,可引起肝大、黄疸、脾大、贫血、出血等症状。纵隔淋巴结肿大压迫气管及支气管可引起咳嗽、胸闷等,腹膜后淋巴结肿大压迫输尿管可引起肾盂积水等。

（3）全身症状：可表现为发热、盗汗、消瘦、瘙痒、乏力等症状。饮酒后淋巴结疼痛，是霍奇金淋巴瘤患者特有的症状，但并非每个患者都是如此。

7.霍奇金淋巴瘤患者需要做哪些检查？

患者若触及有肿大的淋巴结，可以做 B 超，检查淋巴结的结构、血流的改变，若想要明确诊断就需要做淋巴结活检。此外，患者还需要进行血液指标的检查、骨髓的检查（如骨髓细胞学、骨髓活检、免疫分型等）、影像学检查（如 CT、PET-CT、MRI 等），以综合确定霍奇金淋巴瘤的类型和分期。

8.如何治疗霍奇金淋巴瘤？

霍奇金淋巴瘤的治疗，需要根据具体的病理类型、临床分期、临床不良预后因素来制定相应的治疗方案。

（1）对于经典型霍奇金淋巴瘤：Ⅰ～Ⅱ期经典型霍奇金淋巴瘤的治疗原则是以化疗联合局部放疗为主的综合治疗，Ⅲ～Ⅳ期的经典型霍奇金淋巴瘤的治疗以化疗为主，代表性方案是 ABVD 联合化疗。

（2）对于结节性淋巴细胞为主型霍奇金淋巴瘤：Ⅰa 期患者可以单纯放疗，其余分期的治疗原则与经典型霍奇金淋巴瘤相似。

9.除了传统的化疗、放疗，霍奇金淋巴瘤还有哪些治疗方法？

（1）自体造血干细胞移植：化疗或放化疗失败者，可采取高剂量化疗联合自体造血干细胞移植治疗。

（2）靶向治疗：以维布妥昔单抗为代表，维布妥昔单抗靶向结合 CD30 抗原，进入肿瘤细胞，释放出细胞毒药物，进而精准杀灭肿瘤细胞。维布妥昔单抗治疗霍奇金淋巴瘤可以取得良好效果。

（3）免疫治疗：以免疫检查点抑制剂程序性死亡受体 1(PD-1)单抗为代表。PD-1 单抗通过抑制 PD-1，阻断 PD-1 或 PD-L1 通路，解除对 T 细胞的抑制，恢复 T 细胞杀灭肿瘤细胞的功能。这类药物有信迪利单抗、替雷利珠单抗、卡瑞利珠单抗等。

10.化疗、放疗、靶向治疗以及免疫治疗分别有什么不良反应？

（1）放疗相关并发症：继发肿瘤风险增加，放射相关心脏疾病，以冠状动脉疾病、心肌损伤、瓣膜病、心包纤维化为常见。

（2）化疗相关并发症：与具体使用的化疗药物不良反应相关，因此患者应遵医嘱复查，观察药物不良反应。

（3）靶向治疗相关并发症：虽然靶向治疗是精准治疗，但是也有不良反应。维布妥昔单抗最常见的不良反应是周围神经病变，其他还有感染、恶心、呕吐、疲劳、腹泻、腹痛、便秘、皮疹、瘙痒、咳嗽、关节痛等。

（4）PD-1单抗的不良反应：有发热、头痛等类似流感样的症状；有皮肤和黏膜毒性，表现为皮肤斑丘疹或大疱性皮炎等；有肺炎、结肠炎、肝炎、内分泌病、肾炎、免疫性心肌炎等免疫相关性不良反应；还可出现糖尿病、甲状腺功能异常等内分泌异常等。

11.霍奇金淋巴瘤患者化疗后必须做放疗吗？

并不是所有的霍奇金淋巴瘤患者都需要进行放疗，大部分患者通过化疗可实现临床治愈。对于局部伴有大肿块或预后不良的类型可联合放化疗，复发和难治性患者二线治疗也可考虑联合放疗，可增加治愈率，减少局部复发风险。

12.霍奇金淋巴瘤患者需要多久复查一次？

一般霍奇金淋巴瘤患者在化疗结束后的第一年每3个月复查一次，第二年每6个月复查一次，以后每年复查一次。复查时间并非固定不变，临床医生需结合患者具体病情确定复查时间。

13.霍奇金淋巴瘤会影响生育吗？

在霍奇金淋巴瘤治疗期间，放化疗均会影响胎儿的正常发育，故在治疗期间不建议患者进行生育。部分霍奇金淋巴瘤患者经历了疾病进展，需要进行大剂量烷化剂挽救治疗，通常会导致永久性不孕。

虽然霍奇金淋巴瘤一线ABVD化疗方案对生育影响较小，但不能完全排除风险。因此，建议患者化疗前行生育保护，即男性行精子储备，女性行卵子保存。

14.霍奇金淋巴瘤可以治愈吗？

根据现有的诊疗技术，霍奇金淋巴瘤是可以治愈的一类淋巴瘤。目前霍奇金淋巴瘤的主要治疗方式以化疗为主，后续根据治疗结果还可以进行骨髓移植、放疗或者靶向治疗。

霍奇金淋巴瘤Ⅰ期与Ⅱ期5年生存率在90%以上，Ⅲ期为69.59%，Ⅳ期仅为 31.9％。有全身症状者较无全身症状者预后差,儿童及老年人的预后一般比中年人差,女性患者的预后较男性好。

(钟光彩　王湘玉)

非霍奇金淋巴瘤

1.非霍奇金淋巴瘤患者会出现什么症状?

非霍奇金淋巴瘤患者,往往以淋巴结肿大为最常见的首发症状,其临床特点是无痛性、进行性淋巴结肿大。

非霍奇金淋巴瘤可发生在身体的任何部位,其中淋巴结、扁桃体、脾及骨髓是最易受到累及的部位。最常累及的表浅淋巴结为颈部及锁骨上,其次为腋窝及腹股沟淋巴结。

患者多见累及结外器官,如软腭、鼻腔、肺门、纵隔、胃肠道等,可出现吞咽困难、鼻塞、鼻出血、腹痛、腹泻、肿块等,常伴全身症状,如发热、消瘦、盗汗等,多见于晚期。少数患者会出现全身瘙痒。

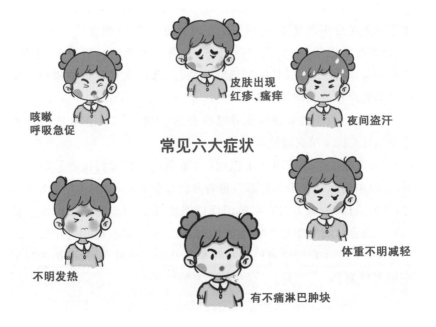

2.常见的非霍奇金淋巴瘤有哪几种?

非霍奇金淋巴瘤按照疾病进展的快慢,可分为以下两种类型:

(1)惰性淋巴瘤:主要包括小淋巴细胞淋巴瘤、淋巴浆细胞淋巴瘤、边缘区淋巴瘤和滤泡性淋巴瘤、蕈样肉芽肿、塞泽里(Sézary)综合征。

(2)侵袭性淋巴瘤:主要包括原始 B 细胞淋巴瘤、套细胞淋巴瘤、弥漫性大 B 细胞淋巴瘤、伯基特氏(Burkitt)淋巴瘤、血管免疫母细胞性 T 细胞淋巴瘤、间变性大细胞淋巴瘤和外周 T 细胞淋巴瘤等。

3.如何治疗非霍奇金淋巴瘤?

非霍奇金淋巴瘤病理类型多样,不同类型的非霍奇金淋巴瘤治疗方法不同。除了一部分局限期惰性淋巴瘤可以只进行放疗外,大部分非霍奇金淋巴瘤都是以化疗为主,或者采用化疗、放疗联合的方式。当患者出现复发或者难治的情况,可以考虑联合免疫治疗、靶向药物、造血干细胞移植进行治疗。

(1)惰性淋巴瘤:这类淋巴瘤生长缓慢、进展慢。Ⅰ期和Ⅱ期放疗或化疗后,患者存活时间可达 10 年,部分患者有自发性肿瘤消退,故主张观察和等待的姑息治疗原则。

如病情有所进展,可用苯丁酸氮芥或环磷酰胺口服单药治疗。Ⅲ期和Ⅳ期患者化疗后虽然会多次复发,但中位生存时间也可达 10 年。

(2)侵袭性淋巴瘤:相比惰性淋巴瘤,侵袭性淋巴瘤预后较差、进展迅速。不论分期均应以化疗为主,对化疗残留肿块、局部巨大肿块或中枢神经系统累及可行局部放疗作为化疗的补充。

(3)90%的 B 细胞性非霍奇金淋巴瘤表达 CD20,CD20 阳性的 B 细胞淋巴瘤均可应用抗 CD20 单克隆抗体。

(4)胃黏膜相关淋巴样组织淋巴瘤:可使用抗幽门螺杆菌的药物杀灭幽门螺杆菌,经抗幽门螺杆菌治疗后部分患者淋巴瘤症状缓解,甚至达到临床治愈。

(5)其他治疗:造血干细胞移植治疗侵袭性非霍奇金淋巴瘤取得了良好效果,CAR-T 细胞免疫治疗复发性难治性 B 细胞淋巴瘤取得一定疗效。伊布替尼及泽布替尼用于治疗慢性淋巴细胞白血病及套细胞淋巴瘤,西达本胺用于治疗 T 细胞淋巴瘤。

4.什么是弥漫性大 B 细胞淋巴瘤?

弥漫性大 B 细胞淋巴瘤是非霍奇金淋巴瘤中最常见的一种类型,属于侵袭性淋巴瘤,在中国占成人非霍奇金淋巴瘤的 35%～40%。

患者中位发病年龄为 50～70 岁,男性患者略多于女性。根据细胞起源不同,将弥漫性大 B 细胞淋巴瘤分为生发中心 B 细胞型及非生发中心 B 细胞型。

5.弥漫性大 B 细胞淋巴瘤的病因是什么?

目前,引起弥漫性大 B 细胞淋巴瘤的具体病因尚未明确,可能与以下因素有关:

(1)可能与患者感染 EB 病毒及人类疱疹病毒-8 等有关。

(2)可能与患者免疫功能低下或免疫缺陷有关。近年来,发现遗传性或获得性免疫缺陷患者罹患淋巴瘤较正常人多。

(3)可能与患者接触烷化剂、多环芳氢类化合物、芳香胺类化合物等有害物质有关,接触放射线对疾病的发生和发展也有影响。

6.弥漫性大 B 细胞淋巴瘤患者明确诊断后,需要立即治疗吗?

弥漫性大 B 细胞淋巴瘤属于侵袭性淋巴瘤,诊断后需要立刻治疗。弥漫性大 B 细胞淋巴瘤的治疗模式,经历了 2000 年以前的"单纯联合化疗"时期,到 2000 年以后的利妥昔单抗联合化疗的"免疫化疗时期",再到现在结合基因分型,部分患者的治疗已进入"靶向联合免疫化疗"。

血液科医生会根据患者的年龄、临床分期、病理类型、分子遗传学特征和预后评分来制定治疗方案,最常用的治疗方案为利妥昔单抗＋环磷酰胺＋多柔比星＋长春新碱＋泼尼松(R-CHOP 方案)。

7.弥漫性大 B 细胞淋巴瘤患者通常需要化疗几个周期?

通常情况下,弥漫性大 B 细胞淋巴瘤患者的化疗周期是根据疾病分期来决定的:

(1)Ⅰ期和Ⅱ期无大肿块的弥漫性大 B 细胞淋巴瘤者的一线治疗,包括 R-CHOP方案 3 疗程＋放疗或 R-CHOP 方案 4 疗程＋2 疗程利妥昔单抗或 R-CHOP 方案 6 疗程±放疗。

(2)Ⅰ期和Ⅱ期伴有大肿块的弥漫性大 B 细胞淋巴瘤者的一线治疗,推荐

R-CHOP 方案化疗 6 疗程＋放疗。

（3）对于Ⅲ期和Ⅳ期患者的一线治疗包括 R-CHOP 方案或 R-DA-EPOCH 等方案进行化疗。

足够疗程和规范治疗是取得好的疗效的基础。部分患者仅凭自身主观意愿中断化疗的行为是不可取的！

8.弥漫性大 B 细胞淋巴瘤会复发吗?

弥漫性大 B 细胞淋巴瘤有复发的可能性,50％～60％的患者在一线治疗后,可以获得并维持完全缓解;30％～40％的患者会复发,且通常在治疗结束后两年内复发。

对于复发和难治性患者,目前的最佳挽救性方案尚未明确,推荐参加临床试验,也可选择 R-ICE、R-DHAP、R-GDP、R-Gemox 等方案化疗。

对于符合移植标准的患者可行自体造血干细胞移植,有条件的复发难治者可考虑 CAR-T 细胞治疗或异基因造血干细胞移植。

对于某些患者可考虑联合 BTK 抑制剂或来那度胺、维奈克拉等新药。

9.弥漫性大 B 细胞淋巴瘤可以治愈吗?

弥漫性大 B 细胞淋巴瘤通过规范化、精准化的治疗,部分患者有可能达到临床治愈。

根据现有资料显示,50％～60％的弥漫性大 B 细胞淋巴瘤患者在一线治疗后,可获得并维持完全缓解,但其中仍有 30％～40％的患者复发,总体来说,5年总体生存率为 60％～70％。

10.弥漫性大 B 细胞淋巴瘤治疗后需要复查吗?

弥漫性大 B 细胞淋巴瘤患者需要长期随诊复查,复查的项目主要包括血常规、肝肾功、血生化、乳酸脱氢酶、β_2-微球蛋白等,还包括影像学检查(如全身的强化 CT 或 PET-CT 等),Ⅳ期患者还需要复查骨髓穿刺。患者应遵医嘱按时复查。

建议弥漫性大 B 细胞淋巴瘤患者结束化疗后,前 2 年每 3 个月随访一次,包括体格检查及彩超,间隔 3～6 个月以上或怀疑疾病复发时复查 CT。患者结束治疗 2 年后,应每 6 个月随访一次;5 年以后建议每年随访一次。

11.滤泡性淋巴瘤可以治愈吗?

滤泡性淋巴瘤恶性程度低,属于惰性淋巴瘤,有可能获得临床治愈。根据滤泡性淋巴瘤国际预后指数(FLIPI-2)显示,低危、中危和高危滤泡性淋巴瘤患者的 5 年生存率分别为 98%、88% 和 77%。

12.滤泡性淋巴瘤患者确诊后必须立即开始治疗吗?

达到治疗指征的滤泡性淋巴瘤患者需立即开始治疗,但患者的疾病分期和病理分级与预后关系较大。

Ⅰ期至Ⅱ期患者的标准治疗为放疗,Ⅲ期至Ⅳ期的患者治疗前需要评估是否具备治疗指征,包括:出现肿瘤相关的症状、器官功能障碍、肿瘤引起的全血细胞减少、大肿块[超过 3 个淋巴结区受累且每个淋巴结区至少存在 1 枚长径≥3 厘米的淋巴结,或任何 1 枚淋巴结(或结外肿块)长径≥7 厘米]、疾病持续进展,以及可参加合适的临床试验。

观察等待是无治疗指征Ⅲ～Ⅳ期患者的首选治疗策略,采取观察等待的患者应每 3～6 个月复查随访一次。

13.如何治疗滤泡性淋巴瘤?

滤泡性淋巴瘤的治疗原则是根据患者年龄、并发症和治疗目标,给予个体化治疗方案:

(1)对具有治疗指征的Ⅲ～Ⅳ期患者:可选择的治疗方案较多,如单纯化疗、CD20 单抗单药治疗或联合其他药物治疗,以及参加合适的临床试验或局部放疗。

(2)对于老年患者、一般情况差且无法耐受较强化疗或预后较好的患者:可选择单药治疗,主要包括烷化剂、嘌呤类似物、利妥昔单抗和免疫治疗药物等。

14.什么是边缘区淋巴瘤?

边缘区淋巴瘤是一组异质性疾病,包括黏膜相关淋巴组织淋巴瘤、结内边缘区淋巴瘤及脾边缘区淋巴瘤三种亚型。三者在形态学、免疫表型和基因表型方面相似,但是临床表现各异。

15.边缘区淋巴瘤的发病与哪些因素有关?

边缘区淋巴瘤的病因与慢性感染或炎症所致的持续免疫刺激有关,如胃黏膜相关淋巴组织淋巴瘤与幽门螺杆菌的慢性感染有关,小肠黏膜相关淋巴组织淋巴瘤与空肠弯曲菌感染有关,甲状腺黏膜相关淋巴组织淋巴瘤与桥本氏甲状腺炎有关,腮腺黏膜相关淋巴组织淋巴瘤与干燥综合征有关。22%~35%的淋巴结边缘区淋巴瘤、脾脏边缘区淋巴瘤和非胃黏膜相关淋巴组织淋巴瘤患者存在丙型肝炎病毒感染。

16.霍奇金淋巴瘤和非霍奇金淋巴瘤有什么区别?

根据患者的病理类型,淋巴瘤分为霍奇金淋巴瘤和非霍奇金淋巴瘤,二者的区别主要表现在以下几个方面:

(1)病理类型方面:霍奇金淋巴瘤的病理类型比较简单,临床上主要有四个分型,而非霍奇金淋巴瘤的病理分型比较复杂,临床上有多个分型,根据不同的分型又分为低度恶性、中度恶性和高度恶性。

(2)临床表现方面:霍奇金淋巴瘤的临床表现比较简单,主要以肿大淋巴结为主,晚期才会出现全身播散的症状,而非霍奇金淋巴瘤根据肿瘤恶性程度的不同,临床表现是复杂多样的。

(3)治疗方面:霍奇金淋巴瘤的主要治疗方法包括以化疗、放疗、免疫治疗、靶向治疗为主的综合治疗;而非霍奇金淋巴瘤的治疗手段比较复杂,对于低度恶性分期的患者可以考虑观察,不做治疗,而对于高度恶性的,则应根据肿瘤分期采取不同的治疗方式。

(亓梦雨　王湘玉)

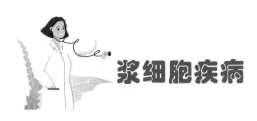

有关浆细胞疾病的小知识

1.什么是浆细胞？

浆细胞是人体内主要免疫细胞之一，来源于 B 淋巴细胞。当外界的细菌、真菌、病毒、支原体等病原微生物入侵人体后，体内的 B 淋巴细胞就会识别这些对人体有害的物质，经过一系列复杂的生理变化后，最终形成可以合成和分泌免疫球蛋白的浆细胞。正常情况下，成熟的浆细胞分布于人体的骨髓、脾脏、胸腺、淋巴结和结缔组织中。

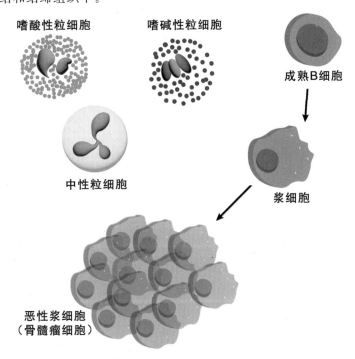

嗜酸性粒细胞   嗜碱性粒细胞   成熟B细胞

中性粒细胞   浆细胞

恶性浆细胞
（骨髓瘤细胞）

正常免疫球蛋白由轻链和重链构成。轻链和重链所用的合成时间不同,轻链合成比重链合成快,因此正常的免疫球蛋白合成会造成轻链过剩,多余的轻链运输到肾脏,大部分被肾脏重吸收,只有少部分(约10%)随尿液排出。因此,正常人尿中轻链含量较少,但多发性骨髓瘤血液中产生的大量单克隆免疫球蛋白轻链超过了肾脏的重吸收能力时,过多的轻链随着尿液排出,产生本-周蛋白尿。这也是部分恶性浆细胞疾病的特征之一。

2.什么是免疫球蛋白?

免疫球蛋白,英文缩写为Ig,由浆细胞合成和分泌,其实就是大家熟知的"抗体",可分为五类,即IgG、IgM、IgA、IgD和IgE,它们分别有着不同的功能:

(1)IgG是人体中含量最高的免疫球蛋白,占血清免疫球蛋白总量的70%～80%,具有抗病毒、抗菌、免疫调节等作用。有些自身抗体如抗甲状腺球蛋白抗体也属于IgG。

(2)IgM也称"巨球蛋白",是人体感染后最先出现的抗体,患者血清中IgM升高表明近期被感染。

(3)IgA包括血清型和分泌型两种,分泌型IgA主要参与人体的黏膜免疫,是防止病原体入侵机体的第一道防线。血清型IgA具有某些IgG和IgM的免疫功能,但作用较弱。

(4)IgD功能未明。

(5)IgE是介导Ⅰ型超敏反应的抗体,对寄生虫、花粉等变应原产生应答。

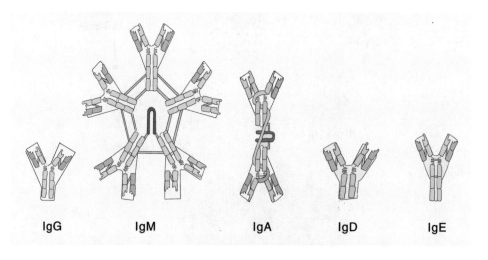

IgG IgM IgA IgD IgE

3.常见的浆细胞疾病有哪些?

常见的浆细胞疾病大致可分为良性和恶性两大类:

(1)良性浆细胞疾病:主要包括反应性浆细胞增多症、意义未名的单克隆免疫球蛋白血症。

(2)恶性浆细胞疾病:主要包括多发性骨髓瘤、浆细胞白血病、孤立性浆细胞瘤、髓外浆细胞瘤、巨球蛋白血症、重链病、淀粉样变性等。

4.什么是浆细胞瘤?

当位于淋巴结、脾脏等骨髓以外的浆细胞发生病变,或位于骨骼上的浆细胞发生病变,并形成实体肿瘤后,就称为浆细胞瘤。最常见的浆细胞瘤有孤立性浆细胞瘤和髓外浆细胞瘤两种。

(1)孤立性浆细胞瘤:是指原发于骨骼的、单个且孤立的浆细胞瘤。它是一种少见的恶性浆细胞病,患者中男性多于女性,多见于中老年人,个别20~30岁的年轻人也会患此病。本病最常见的临床表现是出现骨骼肿物伴疼痛,但血常规及尿常规往往正常。

(2)髓外浆细胞瘤:是指除骨髓和骨骼以外其他部位的浆细胞瘤。男性患者多于女性,多见于中老年人。由于髓外浆细胞瘤发病部位不同,所以每个患者的临床表现也不一样。本病主要表现为病变部位的压迫症状,比如脾大会压迫胃肠道,呼吸道病变造成呼吸困难等。

多发性骨髓瘤

1.什么是多发性骨髓瘤?

多发性骨髓瘤是恶性浆细胞病中最常见的一种类型,又称"骨髓瘤"。它是由于骨髓中浆细胞发生恶变,造成异常增殖并分泌大量单克隆免疫球蛋白引起的。

骨髓瘤细胞的特点是细胞体积较大,外形不规则,细胞核偏向细胞的一侧,细胞核较大,每个细胞核含有1~2个核仁,细胞质中有多个小空泡,也可见双核或多核瘤细胞。

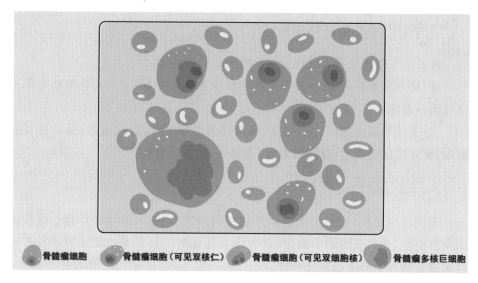

骨髓瘤细胞　　骨髓瘤细胞（可见双核仁）　　骨髓瘤细胞（可见双细胞核）　　骨髓瘤多核巨细胞

正常情况下，人体中的浆细胞可以接受不同种类的有害微生物的刺激，产生不同的免疫球蛋白，从而构成了免疫力中非常重要的一部分。虽然每一种浆细胞只分泌一种类型的免疫球蛋白，但正常人体中存在的是多克隆浆细胞，因而可以产生结构和功能各不相同的免疫球蛋白。这种浆细胞和免疫球蛋白的多克隆态是维持人体免疫力的基础。

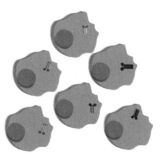

正常多克隆浆细胞

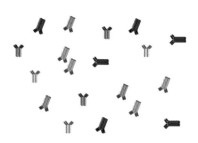

正常多克隆免疫球蛋白

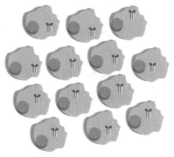

多发性骨髓瘤单克隆浆细胞

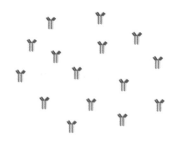

多发性骨髓瘤单克隆免疫球蛋白

当一个浆细胞发生恶变后,这个恶变的浆细胞将不断分裂增殖,形成所谓的单克隆增殖。这种单克隆增殖抢夺了正常细胞生长所需的营养物质,导致正常的细胞无法良好生长。同时,由于每种浆细胞只能产生一种免疫球蛋白,所以,大量增殖的单克隆浆细胞导致了单克隆免疫球蛋白的形成。这种单克隆免疫球蛋白不能对抗外界各种各样的微生物,使多发性骨髓瘤患者的免疫力受到了损害,就容易出现感染和反复感染的情况。另外,异常的浆细胞及其分泌的单克隆免疫球蛋白或者其他过剩的轻链广泛浸润各器官及组织,导致相关器官或组织损伤,从而造成患者出现骨质破坏、反复感染、贫血以及肾功能不全等情况。

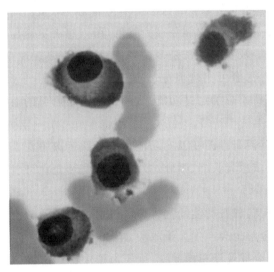

多发性骨髓瘤患者骨髓中的骨髓瘤细胞

2.多发性骨髓瘤患者会出现哪些症状?

多发性骨髓瘤的临床表现是多种多样的,主要包括以下几个方面:

(1)骨痛:是多发性骨髓瘤的主要症状之一,最常见的发生部位是背部和肋骨。患者在疾病早期,疼痛往往较轻,且持续时间较短。随着疾病的发展,疼痛时间逐渐延长,程度也逐渐加重,甚至会出现病理性骨折。因此,对于出现腰背部疼痛的患者要进一步检查排除骨髓瘤。骨髓瘤细胞浸润骨质、骨膜及附近组织,就会在骨骼和局部软组织形成肿块,甚至脑内可出现多发性骨髓瘤浸润现象。

（2）贫血：是多发性骨髓瘤的常见表现之一，主要是因为骨髓中骨髓瘤细胞大量增殖，抑制了正常的造血功能，从而导致红细胞生成减少。当过量的免疫球蛋白沉积在肾脏造成肾功能受损时，肾脏所产生的促红细胞生成素也相应减少，从而进一步加重贫血。

（3）出血倾向：是较为常见的症状，患者往往有皮肤紫癜、流鼻血、牙龈出血等症状，严重时可出现内脏出血（如尿血），还可能出现颅内出血。患者出血倾向的原因：一方面是因为骨髓瘤细胞在骨髓内增殖抑制了正常造血，导致负责止血的血小板数量减少；另一方面，大量的单克隆免疫球蛋白覆盖在血小板及凝血因子表面，影响了血小板的止血作用，也影响了凝血因子功能。

（4）感染：当异常单克隆浆细胞产生单克隆免疫球蛋白时，功能正常的免疫球蛋白的生成会减少，导致人体免疫力降低，所以患者更容易发生各种感染，如肺炎、带状疱疹等。反复感染常是多发性骨髓瘤的主要表现或首发表现。

（5）肾脏损害：患者可出现血尿、蛋白尿等，主要是由于过量的免疫球蛋白沉积在肾脏，损害肾小球的滤过功能，从而出现肉眼可见的血尿，或镜下血尿及蛋白尿等。

（6）高钙血症：溶骨性改变及肾功能不全导致钙离子在人体中过量堆积，无法排出体外，可造成患者头痛、呕吐、多尿，严重高钙血症可引起心律失常，甚至昏迷和死亡。

（7）血尿酸升高：肾脏功能的损害可导致血液中的尿酸无法及时排出体外，再加上肿瘤细胞分解也会产生大量尿酸，从而加重患者体内的尿酸堆积。

（8）高黏滞综合征及淀粉样变性：由于血液中存在过量单克隆免疫球蛋白，血液黏滞性过高，会引起血流缓慢、组织淤血缺氧。患者可出现头晕、眼花、手指麻木、意识障碍，甚至昏迷。少数患者会发生淀粉样变性，常见表现为舌体肿大、心肌肥厚等。

（9）组织器官浸润：恶性细胞局部浸润会使相关组织或器官受累，浸润肝脾时肝脾肿大一般为轻度，浸润关节时会出现关节肿胀，浸润皮肤时会出现瘙痒、红斑等。

3.多发性骨髓瘤在我国的发病率高吗?

多发性骨髓瘤在不同国家的发病率是不同的。据调查，该病在欧美及澳洲等地区的发病率较高，而在亚洲地区的发病率相对较低。在我国，多发性骨髓瘤是血液系统疾病中排名第二位的常见恶性肿瘤。

多发性骨髓瘤的年发病率在(1.3～5)/10万,常发生在中老年人群中,并且男性患者多于女性,男女比例大约在1.6∶1。在欧美国家,中位发病年龄在65岁左右,而我国的发病年龄较欧美患者要年轻一些,中位发病年龄在57岁左右。

多发性骨髓瘤是一种中老年疾病,因此该年龄段的人需要警惕多发性骨髓瘤的发生。

4.什么是活动性多发性骨髓瘤?

活动性多发性骨髓瘤,也称"症状性多发性骨髓瘤"或者"有症状多发性骨髓瘤",指的是血清或者尿液中存在骨髓瘤细胞分泌的异常单克隆免疫球蛋白(M蛋白,又称"骨髓瘤蛋白"),骨髓中存在克隆性浆细胞或者浆细胞瘤,有CRAB症状[指高钙血症(calcium elevation)、肾功能不全(renal insufficiency)、贫血(anemia)、骨病(bone disease)]等相关器官或组织损害。

多发性骨髓瘤的CRAB症状(CRAB英文意思是"螃蟹",便于记忆,又称"螃蟹症状"),指的是骨髓瘤引起的相关器官功能损害表现。患者具有CRAB症状时,代表疾病处于活动期或者复发,无论是初治患者还是经过治疗已经缓解的患者,都需要及时去医院就诊,进行治疗。

多发性骨髓瘤"CRAB"症状

Calcium elevation	高钙血症
Renal insufficiency	肾功能不全
Anemia	贫血
Bone disease	骨病

5.冒烟型多发性骨髓瘤是怎么回事?

冒烟型骨髓瘤又称"无症状性骨髓瘤"。当血清中 M 蛋白达到骨髓瘤水平,骨髓中有 10% 或者更多克隆性浆细胞,但无相关组织器官损害或多发性骨髓瘤相关症状时,则认为是冒烟型骨髓瘤。

6.多发性骨髓瘤的病因是什么?

目前,多发性骨髓瘤的具体病因尚未明确。根据长期临床观察、流行病学调查和动物实验提示,电离辐射、慢性抗原刺激、某些化学物质、遗传因素、病毒感染、基因突变等可能都与多发性骨髓瘤的发病有关。

7.多发性骨髓瘤患者要做哪些检查?

(1)血常规+血沉:表现为血红蛋白下降,白细胞及血小板计数正常或减少,血沉往往明显增快。

(2)骨髓检查:骨髓常规或活检会发现骨髓瘤细胞,是诊断多发性骨髓瘤的主要特征,且对判断多发性骨髓瘤分型和分期有重要意义。

(3)血清异常免疫球蛋白检查:表现为血清白蛋白减少或正常,血清白蛋白与球蛋白比例倒置。血清 M 蛋白成分增加,血清游离轻链 K 链与 λ 链的比值升高或者降低。

(4)尿常规:出现蛋白尿及镜下血尿等。尿中发现本-周蛋白,或出现大量单一轻链,而另一种轻链含量很低,这也是多发性骨髓瘤的特征性表现之一。

(5)血生化:出现血肌酐及尿素氮升高、内生肌酐清除率下降、血钙异常及高胆固醇血症等。

(6)X 线或其他影像学检查:出现溶骨性病变、骨质疏松、病理性骨折、骨质硬化等。

8.为什么患者被怀疑是多发性骨髓瘤时,需要多部位骨髓穿刺?

多发性骨髓瘤患者,特别是疾病早期患者的骨髓瘤细胞呈灶性分布,单次骨穿可能出现骨髓瘤细胞占比低,达不到诊断多发性骨髓瘤的标准。因此,对于临床怀疑是多发性骨髓瘤的患者,而骨髓穿刺发现骨髓瘤细胞数目低时,应当进行多部位的骨髓穿刺或者骨髓活检,才有可能准确判断骨髓瘤细胞的数目。

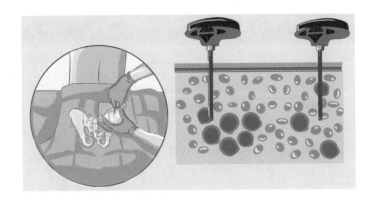

9.多发性骨髓瘤可分为哪几类?

人体中正常的浆细胞分泌的是多克隆的免疫球蛋白,多发性骨髓瘤中异常浆细胞可分泌 M 蛋白。M 蛋白可以是完整的免疫球蛋白,也可以是免疫球蛋白片段,根据 M 蛋白的不同成分,可分为 IgG 型、IgA 型、轻链型、IgD 型、IgE 型、双克隆或多克隆型、IgM 型以及不分泌型 8 种类型。

(1)IgG 型:是所有骨髓瘤中最多见的类型,占 50%～60%。这一类型的患者大都具有多发性骨髓瘤的典型临床表现。

(2)IgA 型:较为常见,占 15%～20%。其临床表现与 IgG 型相似,但患者骨髓中会出现火焰状瘤细胞,多伴有高胆固醇血症和髓外骨髓瘤。

(3)轻链型:较为常见,占 15%～20%。这种类型的骨髓瘤细胞只合成和分泌单克隆免疫球蛋白的轻链,其分子远小于正常的免疫球蛋白,会随尿液排出,形成本-周蛋白尿,所以患者常常表现为较严重的肾功能不全。

(4)IgD 型:占 8%～10%,这一类型的患者较年轻,常见于 50 岁以下男性,多表现为髓外骨髓瘤和髓外浸润,骨质硬化也相对多见。

(5)IgE 型:较为罕见,患者主要表现为外周血中浆细胞增多。

(6)双克隆或多克隆型:较为少见,仅有 1%左右,双克隆常为 IgM 与 IgG 联合或者 IgM 与 IgA 联合。

(7)IgM 型:在我国十分少见,除了患者具有多发性骨髓瘤的部分表现外,由于 IgM 的分子量很大,所以很容易出现高黏滞综合征。

(8)不分泌型:也是一种少见类型,约占 1%。这一类型的患者具有多发性骨髓瘤的相关症状,但由于恶变的浆细胞不分泌免疫球蛋白,所以血清中无 M 蛋白,尿液中也无本-周蛋白。

多发性骨髓瘤分型	M蛋白的成分	示意图
IgG型	IgG免疫球蛋白	
IgA型	IgA免疫球蛋白	
轻链型	轻链型	
IgD型	IgD免疫球蛋白	
IgE型	IgE免疫球蛋白	
双克隆或多克隆型	两种或多种免疫球蛋白常为IgM和IgG或者IgM和IgA	
IgM型	IgM免疫球蛋白	
不分泌型	不分泌型	该类患者血清中无M蛋白

10.如何治疗多发性骨髓瘤？

(1)冒烟型骨髓瘤的患者,可暂时不接受治疗;如果是高危型的冒烟型骨髓瘤患者,可以根据患者自己的意愿酌情治疗。

(2)活动性多发性骨髓瘤的患者,需要接受治疗。治疗一般分为三个阶段:诱导治疗、巩固治疗(包括自体造血干细胞移植)、维持治疗。另外,近几年又强调患者应持续治疗。

(3)对于体能状况良好且年龄不超过70岁的患者,在经过诱导治疗使病情达到缓解后,可进行自体造血干细胞移植,之后再维持治疗。年龄大于70岁且全身体能状态良好者,也可酌情选择这种治疗手段。选择自体造血干细胞移植的患者,在诱导治疗阶段,应当尽可能避免接受损伤干细胞功能的药物,如烷化剂等。

(4)对于中高危多发性骨髓瘤的患者,也建议早期进行序贯自体造血干细胞移植。对于一些具有高危因素的年轻患者,在有合适供者的情况下,可以选择异基因造血干细胞移植。

（5）对于不适合进行移植治疗的患者，应使用有效的诱导治疗方案达到最好的疗效后，进入维持治疗阶段。目前常用的诱导治疗方案为蛋白酶体抑制剂（包括硼替佐米、伊沙佐米和卡非佐米等）联合糖皮质激素（地塞米松）的二药联合方案，或者蛋白酶体抑制剂（包括硼替佐米、伊沙佐米和卡非佐米等）联合免疫调节剂（包括沙利度胺、来那度胺等）和糖皮质激素（地塞米松）的三药联合方案。三药联合方案优于二药联合方案。多发性骨髓的维持治疗要持续 2 年或者更长时间。

（6）对于复发患者，治疗目标是获得最大程度的缓解，延长无进展生存期。应尽量选择蛋白酶体抑制剂、免疫调节剂、达雷妥优单抗以及核输出蛋白抑制剂等多药联合的方案。还有一些其他可供选择的治疗方案包括：异基因造血干细胞移植、嵌合抗原受体 T 细胞治疗以及联合烷化剂、拓扑异构酶抑制剂和顺铂等药物的化疗方案。

11.如何治疗多发性骨髓瘤的常见并发症？

多发性骨髓瘤的患者会出现许多并发症，积极治疗并发症也是控制疾病、提高生活质量中非常重要的环节。

（1）骨病的治疗：溶骨性病变是多发性骨髓瘤患者常见的并发症，易出现病理性骨折，影响患者的生活质量。双膦酸盐适用于所有需要治疗的骨髓瘤患者。目前常用的方案是静脉使用双膦酸盐（包括帕米膦酸二钠、唑来膦酸等）或者皮下注射地舒单抗。患者在被诊断为多发性骨髓瘤的前 2 年，应每月治疗一次，2 年以后，应每 3 个月接受一次治疗，如果出现新发的骨质病变，就要开始重新接受 2 年的每月一次的治疗方案。

（2）高钙血症：多发性骨髓瘤患者出现高钙血症，就会影响肌肉和心脏的电活动，出现肌无力和心律失常等症状。这时就需要水化和利尿治疗，同时，地舒单抗和双膦酸盐也是治疗骨髓瘤高钙血症的理想选择。

（3）肾功能不全：当大量的单克隆免疫球蛋白或者游离轻链堆积到肾脏时，会损害肾小球功能，使患者出现肾功能不全，这时需要水化、碱化以及利尿治疗，必要时需要采取肾脏透析等手段。

（4）贫血：当骨髓瘤细胞占据骨髓腔的有限空间，正常的造血干细胞由于得不到营养支持而生长不良，造成红细胞减少，出现贫血。贫血症状持续存在时可以应用促红细胞生成素治疗，同时适量补充铁剂、叶酸以及维生素 B_{12} 等造血原材料。

（5）感染：由于患者的骨髓瘤细胞产生的单克隆免疫球蛋白缺乏正常的抵抗外界致病微生物的功能，同时正常免疫球蛋白产生减少，使患者免疫力下降，常常出现反复感染的症状。所以，患者一定要注意避免感染，减少出入人群众多的封闭场所，不吃生冷不卫生的食物，使自己远离可能的感染源。若出现发热等感染症状时，应及时去医院就诊。

（6）凝血或者血栓：静脉血栓栓塞也是多发性骨髓瘤常见的并发症之一。当患者存在产生血栓的高危因素时，应积极进行静脉血栓栓塞风险评估，根据结果预防性地接受抗凝或者抗血栓治疗，常用的药物有阿司匹林、华法林以及低分子肝素等。患者无论接受抗凝治疗还是抗血栓治疗，都要先经过医生严格正规的静脉血栓栓塞风险评估。在确定好治疗方案后，患者也要定期去医院监测相关指标，不能根据自己的主观感受随意加减药物剂量，更不能随便更改药物的种类。

12.多发性骨髓瘤可以进行移植治疗吗？

一般来说，多发性骨髓瘤可选择造血干细胞移植治疗，包括自体造血干细胞移植、异基因造血干细胞移植和非清髓性造血干细胞移植。

（1）自体造血干细胞移植：常用于患者年龄在 65 岁以下，无重要脏器（心、肝、肾等）功能不全，且经过各种治疗后达疾病缓解的患者。该移植无移植物排异反应，移植相关死亡率很低，可获得比常规化疗更好的治疗效果，在三种干细胞移植里面属于首选。

（2）异基因造血干细胞移植：是目前所知唯一有望治愈多发性骨髓瘤的方法，但由于移植相关死亡率较高，以及患者发病年龄偏大超过了异基因造血干细胞的适宜年龄而较少采用。

（3）非清髓性造血干细胞移植：主要是用于身体情况不能耐受清髓化疗方案的患者，可通过降低预处理方案的强度，以减轻化疗药物对各脏器的损害。

除了异基因造血干细胞移植可以停药观察病情，其他造血干细胞移植，一般会采用来那度胺或泊马度胺维持治疗，如疾病复发还可选择达雷妥尤单抗、联合化疗、CAR-T 治疗等。

13.多发性骨髓瘤可以进行 CAR-T 治疗吗？

CAR-T 治疗主要是通过采集人体内的 T 淋巴细胞，在体外经过一系列基因改造和扩增后,重新输入患者体内以靶向杀灭骨髓瘤细胞。由于 T 细胞在体外进行基因改造和扩增需要一定时间,这就要求患者在这段时间内病情不能出现快速进展。

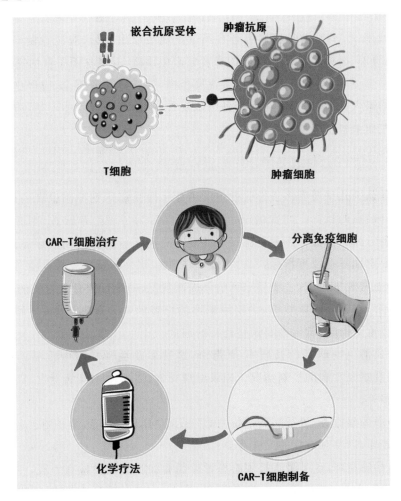

CAR-T 细胞治疗的主要不良反应包括细胞因子释放综合征和免疫效应细胞相关神经毒性损害。这两种不良反应出现的程度轻重不一,较轻的患者可通过良好的支持治疗获得缓解,严重者可导致患者死亡。

(1)细胞因子释放综合征:是由于 CAR-T 细胞杀伤体内肿瘤细胞,使肿瘤细胞破裂而释放出细胞因子,从而导致患者出现发热、呼吸急促、头痛、心动过速、低血压、皮疹以及缺氧等症状。

(2)免疫效应细胞相关神经毒性损害:是由于输入的 CAR-T 细胞,或其他被激活的免疫细胞侵犯中枢神经系统所致。患者可能出现失语、意识改变、认知机能障碍、运动无力、癫痫发作和脑水肿等。

14.多发性骨髓瘤患者出院后,如何进行日常护理和健康管理?

一般来说,多发性骨髓瘤患者在经过正规治疗出院后,应注意做好自身防护,避免着凉、感染。有出血倾向的患者应避免磕碰、避免吃硬质食物等。

日常生活中,患者应多吃鱼肉等优质蛋白,如有肾功能不全,应严格限制水和盐分的摄入。此外,患者应定期到医院复查,如出现任何身体不适,应及时去当地医院血液科就诊。

15.多发性骨髓瘤患者出院后还需要复查吗?

目前认为几乎所有多发性骨髓瘤的治疗手段只能达到控制患者的病情,而不能达到治愈的目标。通常情况下,患者出院后为带瘤生存状态,因此需要密切监测各方面的指标。患者遵医嘱定期复查对疾病监测和后期治疗非常重要,一般需要定期复查以下指标:

(1)血常规+血沉:主要用来评估外周血状况,间接反映骨髓生长的情况。

(2)肝肾功能、血尿酸等:主要用来评估患者的重要脏器功能,比如患者肝肾功能严重受损时,常常需要调整药物的剂量。

(3)血清免疫球蛋白及尿本-周蛋白:这是多发性骨髓瘤中重要的检查项目,主要观察原发病的控制情况。如果出现异常,需要考虑疾病复发,以及换用治疗方案等。

(4)影像学检查:进行病变部位的 CT 或者 MRI 检查等,主要用于观察患者的骨质破坏,以及对治疗的反应等。

(5)骨髓穿刺:这是最直接观察患者骨髓瘤细胞的一种检查手段,一般包括骨髓细胞形态学、免疫学以及遗传学等项目,对疾病诊断和治疗后监测十分重要。

以上检查都是多发性骨髓瘤患者常常需要复查的项目,但由于人体的复杂性及个体的差异性,所以在复查时间、复查项目的具体选择上,需要患者遵循医生的复查方案。

(冯慧敏)

淀粉样变性

1.什么是淀粉样变性？

淀粉样变性是指淀粉样蛋白沉积于细胞之间，造成组织器官结构与功能改变而引起的相应临床表现。

提起淀粉样变性，大家可能会联想到淀粉遇碘变蓝。碘与淀粉混合之后，两者会结合形成淀粉碘络合物，从而使淀粉变为深蓝色。但是淀粉样变性中的淀粉样蛋白实际上是一组错误折叠的异常纤维结构的蛋白质，由于其遇碘变色与淀粉遇碘时的反应相似，因此称本病为淀粉样变性。这种异常结构的蛋白质沉积在组织和器官中，会导致受累脏器功能逐渐衰竭，所以这是一种累及多个器官的全身性疾病。

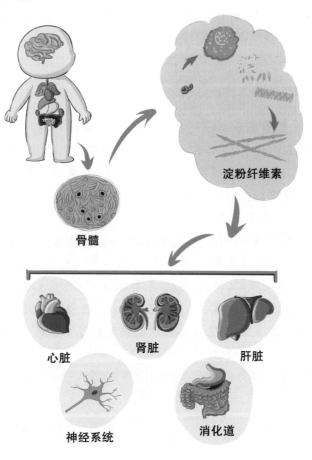

淀粉纤维素

骨髓

心脏　　肾脏　　肝脏

神经系统　　消化道

2.什么是系统性淀粉样变性？

系统性淀粉样变性是指淀粉样蛋白不只在单一器官沉积,而是在全身各种组织和器官中均有沉积,影响全身脏器的功能。其中系统性轻链型淀粉样变性,又称为"AL型淀粉样变性",是临床最常见的一种系统性淀粉样变性。该病主要与克隆性浆细胞异常增殖有关,单克隆免疫球蛋白轻链错误折叠形成淀粉样蛋白,沉积于组织器官,活检组织具有刚果红染色阳性的特点。此类患者临床表现为多器官受累,病情常转为严重且进展快,病死率较高。

3.淀粉样变性的病因是什么？

淀粉样变性的病因和发病机制目前尚不明确。关于遗传因素或环境因素如何决定个体对淀粉样变性的敏感性,以及如何决定淀粉样蛋白的分布和不同的临床表现,也尚不完全清楚。

一般来说,人体内不断有少量淀粉样物质产生,而又不断地被消除,两者达到动态平衡。当各种原因使淀粉样物质产生过多或消除过少,就会导致淀粉样物质沉积。

4.淀粉样变性患者会出现什么症状？

淀粉样变性患者的症状不明确且不具有特异性,根据所涉及的器官不同,以及受累程度的轻重不一,症状也"千变万化"。患者除脑实质外,任何器官都可能受累,主要受影响的器官包括肾脏、心脏、外周或自主神经系统、胃肠道、肝脏和软组织。大约1/3的患者只有一个受累器官,而大多数患者在就诊时有多个受累器官。患者的肾脏受累往往最为常见,损害常为不可逆性,可引起轻重不同的蛋白尿、镜下血尿,之后进展为肾病综合征,晚期可因肾衰竭而危及生命;肝脏受累也十分常见,常表现为肝大,但少有黄疸;胃肠道受累可表现为功能障碍、溃疡、出血、腹泻或梗阻;心脏受累可致心脏增大,可表现为心力衰竭、心律失常、冠心病等,其中心脏受累风险最大,可能引起患者猝死;其他如神经系统、关节、肌肉、皮肤黏膜等受累时,也会在相应部位出现症状。

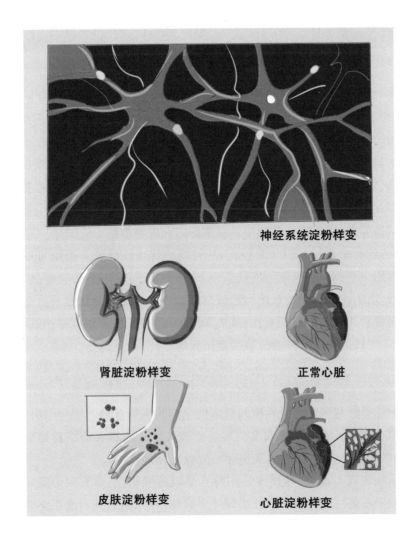

神经系统淀粉样变

肾脏淀粉样变

正常心脏

皮肤淀粉样变

心脏淀粉样变

5.淀粉样变性患者会有什么表现？

由于淀粉样变性的症状是非特异性的,多变且具有欺骗性,症状具体取决于受影响的器官,早期诊断十分困难,因此建议患者出现以下任何症状时都应及时就医,并进行淀粉样变性的筛查:

(1)出现肾病性蛋白尿与血清肌酐升高。

(2)出现射血分数正常的心肌病或心衰。

(3)出现不明原因的肝大或碱性磷酸酶升高,影像学检查阴性。

(4)出现无明显原因的周围或自主神经病变。

(5)骨髓瘤患者若症状不典型,且病情特别严重,并出现原因不明的疲劳。

6.淀粉样变性患者需要做哪些检查?

首先,患者需要进行基础的血象和骨髓象检查。早期患者血象一般无变化,晚期患者可有贫血、白细胞和血小板减少现象,亦可有凝血因子活性减低及出血倾向。患者骨髓象表现为骨髓中浆细胞比例升高,可有或无形态异常。

其次,如果患者被怀疑为系统性淀粉样变性,最好的初始评估筛查是免疫固定电泳、血清及尿液免疫球蛋白定量和游离轻链(含 K 链和 λ 链)检查。系统性轻链型淀粉样变性是一类浆细胞疾病,99％的患者在这三种检查中都有一个可检测到的异常,这反映了骨髓中血浆细胞的克隆性增殖。

再次,建议患者行 PET-CT 检查,这对淀粉样变性的累及范围可以有很好的提示作用。

最后,组织活检始终是系统性轻链型淀粉样变性的诊断依据。直肠黏膜活检可发现各种类型的淀粉样变性,其他如肾、肝、皮肤、皮下脂肪组织、齿龈亦可做活检,90％以上的患者可通过该检查得到确诊。

7.淀粉样变性和多发性骨髓瘤合并淀粉样变性的区别是什么?

淀粉样变性与多发性骨髓瘤同属恶性浆细胞疾病范畴,10％~20％的多发性骨髓瘤合并多脏器淀粉样改变。发生于多发性骨髓瘤者的淀粉样变性被称为"继发性淀粉样变性"。两者既有相似之处,又有所区别。

在临床表现方面,淀粉样变性的特点是轻链沉积,主要表现为淀粉样蛋白大量沉积于心脏、肝脏、肾脏及软组织等多部位,导致相应脏器的功能障碍或衰竭。多发性骨髓瘤主要表现为异常浆细胞(骨髓瘤细胞)浸润骨骼和其他组织器官并产生 M 蛋白引起高钙血症、肾衰竭、贫血和骨质破坏。

多发性骨髓瘤一旦继发淀粉样变性,将严重影响患者受累组织器官的正常功能,多数预后不佳,需要引起高度重视。因此,当骨髓瘤患者出现以下情况时,需要及时就诊排查合并淀粉样变性的可能:

(1)皮肤无明显诱因出现瘀点瘀斑。

(2)舌体明显肥大,舌体周围有齿痕。

(3)无明显诱因出现低血压。

(4)无明显诱因出现心力衰竭、胸导低电压、心律失常等。

(5)尿中泡沫增多,下肢水肿,出现血尿,肾性高血压,甚至肾功能不全。

（6）食欲下降、明显消瘦、大便异常。

（7）无法解释的麻木、疼痛等。

8.如何治疗淀粉样变性？

迄今为止，尚无特异性消除淀粉样物质沉积灶的方法，但是本病的治疗效果随着新型药物的引入和自体干细胞移植的改良而有所提高。

目前的治疗方案主要包括四个方面：①控制原发病；②抑制淀粉样纤维的合成、减少淀粉样前体的产生和减少细胞外沉积；③促进沉积的淀粉样物质溶解，但目前尚无特效方法；④对症支持治疗，特别是维护心、肝、肾功能的治疗。

（1）化疗：以烷化剂为基础的化疗可以减少一小部分患者的淀粉样物质，从而减轻患者的症状。美法仑与地塞米松的组合仍然是系统性轻链型淀粉样变性的高效治疗方法，随着来那度胺或硼替佐米的纳入，三联疗法显示出良好的疗效和可耐受的安全性。

（2）免疫调节：来那度胺、沙利度胺、泊马度胺可作为联合药物应用于系统性轻链型淀粉样变性的治疗，如美法仑、地塞米松和来那度胺的联合应用，环磷酰胺、沙利度胺和地塞米松的联合应用，都是安全有效的。泊马度胺联合地塞米松可用于复发性淀粉样变性的治疗。

（3）靶向治疗：靶向系统性淀粉样变性异常浆细胞的单克隆抗体已用于临床或处于临床研究中，如达雷妥尤单抗、艾沙妥昔单抗、埃洛珠单抗，特别是达雷妥尤单抗已被证明对系统性轻链型淀粉样变性非常有效。

（4）自体造血干细胞移植：是目前系统性轻链型淀粉样变性最为有效的治疗方法。大多数专家认为，自体干细胞移植是没有严重终末器官功能障碍的淀粉样变性患者的治疗选择。但不同于其他疾病的造血干细胞移植，由于系统性轻链型淀粉样变性患者通常有肾、心、肝、胃肠道或神经病变，使得移植相关病死率非常高。因此，患者的自身条件是移植是否成功的重要因素，不超过20%的淀粉样变性患者有条件进行干细胞移植。

9.淀粉样变性是不治之症吗？

淀粉样变性是一种进行性进展的疾病，预后差。尽管新的药物不断出现，但患者总体生存期仍没有明显改善，这主要是由于明确诊断较迟。本病累及的部位涉及心脏、肾脏、肝脏等重要脏器，在诊断时，69%的患者已出现多器官受累。毫无疑问，心脏受累是系统性轻链型淀粉样变性的主要预后决定因素，如果诊断较晚且治疗不及时或效果不佳，是导致死亡的主要原因。由于诊断之前已经发生的组织损伤不可逆转，因此患者通常死于终末性器官衰竭。所以，对系统性轻链型淀粉样变性患者来说，延长生存期需要早期就诊、正确评估淀粉样蛋白类型、及时进行包括支持治疗在内的有效治疗，以及遵医嘱复诊，并持续监测病情发展。

（刘筱涵）

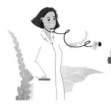

骨髓增殖性肿瘤

真性红细胞增多症

1.真性红细胞增多症是肿瘤吗?

真性红细胞增多症是肿瘤,简称"真红",英文缩写PV,是一种以获得性克隆性红细胞异常增多为主的骨髓增殖性肿瘤。

该病是一种慢性病,主要表现为外周血红细胞数量增多,患者常具有"多血质"表现,面、鼻、耳、唇、手掌出现红紫,视网膜和口腔黏膜可见充血,类似醉酒样面容。因此,长期出现醉酒样面容者要警惕真红的发生!因该病患者的血液黏稠度会增高,所以其血栓形成和发生梗死的风险会增加。血栓形成是真性红细胞增多症最常见、最重要的并发症,可能导致心肌梗死、脑梗死、深静脉血栓形成、肝静脉血栓形成和肺栓塞等。

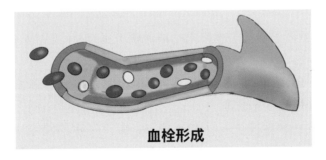

血栓形成

2.检查发现红细胞增多就一定是真性红细胞增多症吗?

患者若检查发现红细胞增多不一定就是真性红细胞增多症,因为红细胞增多有可能是生理性增多,也有可能是病理性增多。

生理性红细胞增多大多是人体耗氧量过多造成的,如剧烈运动,此时红细胞增多是机体自动调节导致的。长期居住在海拔较高地区的人,由于长时间的缺氧,会刺激机体自动增高红细胞的比例,以提高血氧水平。此外,红细胞增多还有可能是血液浓缩导致的,如大量出汗、腹泻、呕吐、进水少等。

病理性红细胞增多可能是由于肺气肿、发绀性先天性心脏病、肺源性心脏病、慢性风湿性心脏瓣膜病等呼吸系统疾病或心血管系统疾病引起的,所以出现红细胞增多者需要到医院做进一步检查。

3.真性红细胞增多症的病因是什么?

真性红细胞增多症的病因仍没有完全明确。研究发现,超过95%的患者可见 $JAK2V617F$ 基因突变,另外约3%的患者可见 $JAK2$ 第12号外显子的突变,以及其他非特异性突变包括 $TET2$、$DNMT3A$、$ASXL1$ 等。$JAK2V617F$ 和 $JAK2$ 第12号外显子的突变与真红的发生相关,被称为真红的驱动基因突变。

换句话说,该病发病的罪魁祸首是造血干细胞发生了病变,导致红细胞异常增生,而且这种增多不受机体的调控,如果不控制,体内红细胞就会野蛮生长。

4.真性红细胞增多症会遗传吗?

真性红细胞增多症是一种获得性造血干细胞恶性疾病,没有明显的遗传倾向。

5.真性红细胞增多症患者会有哪些表现?

真性红细胞增多症患者在发病初期症状不典型,导致病情不容易被发现,但可有以下症状:

(1)出现头痛、眩晕、疲乏、耳鸣、眼花、健忘、肢端麻木与刺痛、多汗、视力障碍、皮肤瘙痒等神经系统表现。

(2)出现皮肤和黏膜红紫,尤以面颊、唇、舌、耳、鼻、颈部和四肢末端(指趾及大小鱼际)为甚,眼结膜显著充血,这又称"多血质外貌"或"酒醉样面容"。

(3)出现血小板增多时,可有血栓形成和发生梗死,常见于四肢、脑及冠状血管。

6.真性红细胞增多症能治愈吗?

虽然真红为骨髓增殖性肿瘤,目前尚无法治愈,但在经过治疗且没有出现严重并发症的情况下,患者的生存期可达 20 年,所以可以将其当作慢性病对待。

真性红细胞增多症的治疗目标是避免血栓形成、控制疾病相关症状、预防真红向骨髓纤维化和急性白血病转化。多血症期治疗目标是控制血细胞比容 <0.45。

7.什么是静脉放血治疗?

静脉放血疗法主要是采取静脉放血的方式,来降低体内的红细胞含量,主要有普通静脉放血和红细胞单采技术两种方法。

普通静脉放血操作简单、费用低,但会导致血浆和其他细胞的丢失。开始阶段患者每隔 2~4 天要放血 300~400 毫升,血细胞比容降至正常或稍高于正常值后延长间隔时间,维持血细胞比容正常(<0.45)。该治疗可快速缓解患者的症状,且不良反应最少,但该治疗可能引起红细胞和血小板反跳性升高,增加血栓及出血风险。

另外,患者也可采用红细胞单采技术,即采用血细胞分离机进行红细胞单采术,可让血细胞比容和血液黏度迅速降低,以改善临床症状。该方法尤其适用真红的妊娠患者,但费用较高。

8.真性红细胞增多症患者进行静脉放血治疗时有哪些注意事项?

(1)患者放血后红细胞及血小板可能会反跳性增高,需用药物控制。
(2)患者反复放血后会加重缺铁的现象。
(3)老年及有心血管病者,放血后有诱发血栓形成的可能。

9.真性红细胞增多症患者会出现疾病进展吗?

真性红细胞增多症一般进展缓慢,预后较好,但个别患者可进展为骨髓纤维化或急性白血病。因此,患者确诊后应积极治疗,尽量阻止病情向骨髓纤维化和急性白血病方向发展。

(张璐)

原发性血小板增多症

1.什么是原发性血小板增多症？

在了解原发性血小板增多症这个疾病之前,首先要知道血小板是怎么产生的。多能造血干细胞在造血组织中经过定向分化形成原始的巨核细胞,又进一步成为成熟的巨核细胞。血小板就是从骨髓成熟的巨核细胞胞浆裂解脱落下来的小块胞质。

原发性血小板增多症是骨髓增殖性肿瘤中的一种类型,可以理解为这是一种病态的血小板增多。骨髓中巨核细胞过度增殖,导致外周血中血小板持续增多,而患者的血小板又存在功能异常,因此常表现为血栓的形成,如脑卒中、心肌梗死、下肢静脉血栓等。此外,部分患者还存在自发出血倾向,常伴有脾大的情况。

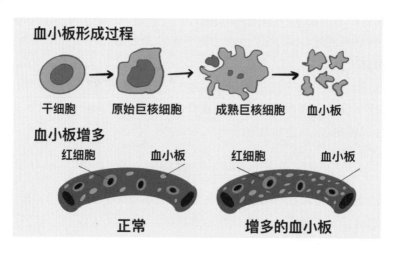

2.体检发现血小板计数增多要怎么办？

大家拿到血常规检验结果时会发现,报告单上有向上的箭头(↑)或向下的箭头(↓),这些表明指标高于或低于正常值。一般来说,成人外周血中血小板的正常范围是$(100\sim300)\times10^9$/升,但是这个正常值也因不同单位的检测略有不同。那么当外周血血小板计数超过正常值上限时该怎么办呢?

血小板增多通常是后天获得性的,很少是先天性的。先天性血小板增多,也就是遗传性血小板增多症,是由血小板生成素(THPO)或编码血小板生成素受体的基因(MPL)突变引起的,是一种十分罕见的疾病。获得性血小板增多又分为原发性和继发性。原发性的血小板增多多见于骨髓增殖性肿瘤,包括真性红细胞增多症、原发性血小板增多症、慢性粒细胞白血病、原发性骨髓纤维化。继发性的血小板增多一般是反应性的,常见于感染、炎症和缺铁性贫血等。

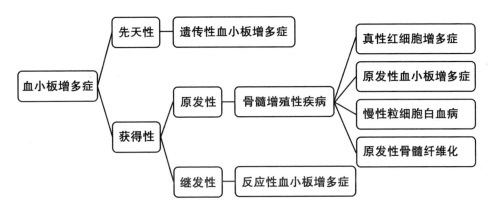

因此,当报告单中出现血小板计数增多时,需要及时就诊,通过后续进一步检查确定血小板的增多是一过性的还是持续性的、遗传性的还是获得性的、原发性的还是继发性的,确定了病因才能及时制定有效的治疗方案。

3.原发性血小板增多症和基因突变有关吗?

目前原发性血小板增多症的确切发病原因不明,可能与基因突变相关。驱动基因突变在原发性血小板增多症患者中较常见,包括 *JAK2/V617F* 突变(50%～60%)、*CALR* 突变(20%～25%)、*MPL* 突变(2%～3%)。此外,少数患者还存在其他基因突变如 *TET2*、*DNMT3A* 等。

原发性血小板增多症是散在发生的,并不属于遗传性疾病。但是,如前文所述,也存在罕见的遗传性血小板增多症,它是由血小板生成素或编码血小板生成素受体的基因(MPL)突变引起的。

4.原发性血小板增多症患者会出现什么症状?

很多患者刚开始并没有很明显的不适,常常因血常规检查发现血小板升高而就诊。有些患者可能会有疲劳、乏力等症状,很多患者是由于动脉或静脉内血栓形成来医院就诊,之后通过检查发现为血小板增多。动脉或静脉内血栓包括脾、肝、肠系膜静脉和下肢静脉,以及颅内及肢端动脉,会引起脑卒中、短暂性脑缺血发作、心肌梗死、不稳定型心绞痛、手足发麻或肿胀、趾溃疡、肺血管栓塞等。大约10%的患者在诊断时可触及脾轻度肿大。部分患者可出现原因不明的出血,如牙龈出血、鼻出血、皮肤紫癜、消化道出血等。

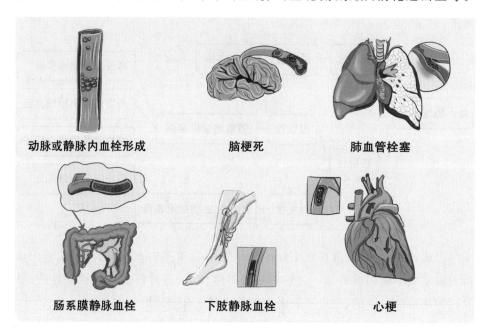

动脉或静脉内血栓形成　　**脑梗死**　　**肺血管栓塞**

肠系膜静脉血栓　　**下肢静脉血栓**　　**心梗**

5.原发性血小板增多症患者需要做哪些检查?

由于本病发病过程缓慢,早期症状不明显,多数患者是在体检或检查其他疾病过程中发现血小板计数大于 450×10^9/升,从而进一步做相关检查进行诊断的。

患者要进行外周血检查。原发性血小板增多症患者血小板计数持续大于 450×10^9/L,有些患者血小板可高达$(1000 \sim 2000) \times 10^9$/升。血涂片中可以看到血小板聚集成堆,大小不均,形态各异,可见巨大型、小型及畸变型血小板,偶尔见到巨核细胞碎片。

如果外周血检查出现异常,就需要进一步做骨髓检查,原发性血小板增多症患者骨髓中最显著的异常是巨核细胞明显增多且体积大,以及幼稚型巨核细胞增多,还可见到巨大的异形巨核细胞,并有大量血小板聚集成堆。

前文提到,原发性血小板增多症患者多存在基因突变,因此进行基因突变的相关检测对于诊断也是必要的。此外,骨髓活检病理细胞学分析和网状纤维染色、染色体核型分析、血清促红细胞生成素水平、脾脏超声或 CT 检查,也是此病诊断及鉴别诊断所需的检查项目。

6.原发性血小板增多症会发展成更严重的疾病吗?

相对于其他骨髓增殖性肿瘤,原发性血小板增多症病程进展缓慢,转化为更严重疾病的风险较低,但仍有少数患者可以进展至白血病。据统计,原发性血小板增多症患者 20 年的白血病转化率为 5%。相较于向白血病转化,约 25% 的原发性血小板增多症患者可以进展至骨髓纤维化,即骨髓中纤维组织增生,取代了正常的造血组织,导致骨髓的造血功能出现异常。

7.如何治疗原发性血小板增多症?

原发性血小板增多症的治疗目标是预防和治疗血栓并发症。血小板计数理想目标值为 $400\times10^9/$升,一般应控制在 $600\times10^9/$升。治疗方案主要是依据患者风险分组来加以制定:

(1)低危患者:即无血栓史且年龄小于 60 岁的患者,只需服用阿司匹林进行抗血小板治疗。其中无心血管危险因素或 $JAK2$ 突变的极低危患者,可随诊观察,无需药物治疗。

(2)中危患者:即无血栓史、$JAK2$ 未突变,但年龄大于 60 岁的患者,需阿司匹林联合降细胞治疗。

(3)高危患者:即有血栓史、年龄大于 60 岁且 $JAK2$ 突变的患者,需阿司匹林联合降细胞治疗。若患者有静脉血栓病史,则还需全身抗凝治疗。

需要注意的是,原发性血小板增多症患者在接受阿司匹林治疗前,应进行血管性假性血友病因子(vWF)活性检测,以防止出现获得性血管性血友病。如果患者 vWF 活性低于 30% 或有出血史,则不能用阿司匹林,以免引起出血。

8.什么是原发性血小板增多症的降细胞治疗?

降细胞治疗的一线药物有羟基脲和干扰素 α,二线药物有阿那格雷和白消安。羟基脲为口服化疗药,因其给药容易,在疗效和不良反应方面表现良好,且耐药的发生率低,所以是治疗原发性血小板增多症最常用的一线药物。建议年龄较大、对干扰素不耐受的患者选择羟基脲治疗。对于年轻、羟基脲耐药或不耐受的患者,可考虑应用干扰素 α 治疗。阿那格雷可以选择性地降低血小板计数,其已被批准用于原发性血小板增多症,但是不良反应较多,比如可增加患者动脉血栓发生风险、导致出血及有可能促使疾病进展为骨髓纤维化等,目前仅作为二线药物用于难治性或不能耐受羟基脲治疗的患者。通常不推荐使用白消安,只作为老年人难治或不能耐受羟基脲时的选择。

9.羟基脲有哪些不良反应?

羟基脲的不良反应主要包括骨髓抑制、胃肠道反应、指甲色素沉着、中枢神经系统症状和脱发,这些不良反应多可在停药后恢复。由于担心性腺毒性和致突变性,小于 40 岁的患者尤其是育龄妇女最好不要使用羟基脲。此外,羟基脲有致畸和胚胎毒性作用,妊娠期妇女禁用。

10.干扰素治疗有什么不良反应?

干扰素可以有效控制血小板的数量,有的长期用干扰素治疗的患者基因突变可以减少,甚至消失。患者的不良反应包括流感样症状和精神障碍,这也是常见的停药原因。其他不良反应还有虚弱、肌肉酸痛、体重下降、脱发、胃肠道毒性、甲状腺功能减退等。由于没有致白血病和致畸作用,建议年轻患者及妊娠期患者选用干扰素治疗,国际上推荐注射长效干扰素。但若患者的经济条件欠佳,也可注射短效干扰素。

11.长效干扰素和短效干扰素有什么区别?

一般认为长效干扰素和短效干扰素在治疗原发性血小板增多症的疗效上差异不大。但长效干扰素是经过聚乙二醇化的干扰素,具有半衰期长的特点,患者通常每周注射一次,之后根据血小板数量进行调整,可以更长时间注射一次。而短效干扰素作用时间短,一般需要隔天注射一针才能保持血液中有稳定的药物浓度。这是因为短效干扰素分子量小,非常容易从肾脏"漏出",而长效干扰素对短效干扰素进行了"改造",使其分子量变大,因此从肾脏排出的可能性大大降低,使得药物浓度能够维持在一定高水平上。两种干扰素的不良反应相近,但由于长效干扰素的血药浓度更为稳定,因此不良反应发生率和严重程度均低于短效干扰素。

12.原发性血小板增多症能治愈吗？

本病不能完全治愈，但大多数患者进展缓慢。单纯原发性血小板增多症患者若无血栓、梗死等并发症，生存期与正常人无太大差别。少数患者可能转化为急性白血病或骨髓纤维化。有反复出血或血栓形成者，预后较差，这也是本病主要的死亡原因。因此，长期平稳控制血小板数量，预防出血和血栓形成十分重要。

13.原发性血小板增多症患者可以怀孕吗？

在疾病控制相对稳定的情况下，原发性血小板增多症患者是可以怀孕的。疾病控制不佳的患者妊娠存在一定的风险，有出现流产、早产、胎儿发育迟缓等的可能。此外，妊娠会增加原发性血小板增多症患者出血和血栓的风险。妊娠期患者若血小板计数过高，建议血小板单采，必须用药物控制时，可以用阿司匹林，必须用药物降血小板时可联合用不良反应最小的干扰素α治疗。

14.原发性血小板增多症患者可以做手术吗？

对于原发性血小板增多症的患者来说，手术会导致血栓形成和出血风险增加，但并不是不能做手术，只要配以更加完善的术前准备和术后监测，必要的手术是可以进行的。一般来说，患者在大手术或关键部位手术前7～10天，应该停止使用抗血小板药物，术后在保证止血的前提下应尽早重新开始抗血小板治疗。不管进行何种手术，患者术前都应适当降低血小板，并尽量恢复患者的血小板功能。对于接受降细胞治疗的患者，术前应该控制血细胞到最佳水平，并尽量缩短中断治疗的时间。对于没有接受治疗的患者，需要进行暂时性的降细胞治疗。术后也必须严格控制血细胞数量，并进行凝血等指标的监测，预防血栓的形成。

（刘筱涵　周敏然）

骨髓纤维化

1.原发性骨髓纤维化是肿瘤吗?

原发性骨髓纤维化是一种少见的血液系统恶性肿瘤,属于骨髓增殖性肿瘤中的一种。由于造血干细胞异常克隆性扩增,骨髓逐渐发生纤维化病变,替代了正常的骨髓造血组织,最终导致造血功能衰竭,另有少部分患者会进展为急性白血病。

原发性骨髓纤维化多发生于50～70岁的中老年人群,其起病缓慢,病程较长。约1/3的患者在确诊时仍无任何症状或只有乏力、盗汗、消瘦、上腹不适等情况,常因偶然发现的脾大或体检发现贫血或白细胞、血小板增多而被确诊。

2.原发性骨髓纤维化的病因是什么?

目前,原发性骨髓纤维化的病因尚不明确,其中涉及多重因素的综合作用。该病可能与自身的基因突变或缺失有关,比如 $JAK2$、MPL、$CALR$ 基因突变可引起异常增殖信号过度活化,从而导致一系列细胞因子的分泌异常及功能紊乱。此外,部分患者在发生该病之前有高浓度的苯或大剂量电离辐射的接触史,但这些因素与该病之间的关系仍不确定。

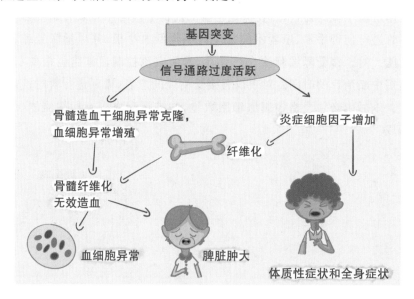

3.原发性骨髓纤维化会遗传吗?

原发性骨髓纤维化不是遗传性疾病,因此不会直接遗传给子女。但有研究发现,家族性原发性骨髓纤维化患者的后代发生该病的概率会高于正常人,也就是医学上常说的遗传易感性。

4.原发性骨髓纤维化患者会有哪些典型的症状?

纤维化早期患者骨髓尚无明显的纤维化,通常没有典型表现,往往仅表现为血红蛋白含量减低,半数患者可有白细胞计数轻度增高,而血小板计数常常增高,此时与原发性血小板增多症不易鉴别。原发性骨髓纤维化的典型临床表现主要包括三个症状群:贫血(血细胞异常)、脾大和全身症状。

首先,原发性骨髓纤维化患者因骨髓造血功能减退,会出现进行性贫血和血细胞减少。其中,贫血会导致患者出现乏力、头晕、心慌以及面色苍白等症状;而血小板减少则易引起患者出血;白细胞减少易导致患者感染。

其次,骨髓纤维化易出现不同程度代偿性的髓外造血,如肝脾肿大。肿大的脾脏可引起患者左上腹不适,不仅影响患者日常活动,还会影响胃肠道功能和进食。

最后,患者会出现多种全身症状,包括发热、体重下降、夜间盗汗这三种体质性症状,也会有其他全身症状,如乏力、皮肤瘙痒、骨痛、食欲减退、早饱、疲劳、注意力不集中等。其中,乏力是最常见的全身症状。

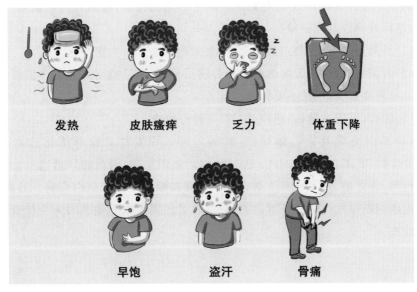

发热　　皮肤瘙痒　　乏力　　体重下降

早饱　　盗汗　　骨痛

5.原发性骨髓纤维化患者为什么会经常感觉没有力气?

原发性骨髓纤维化患者经常感觉没有力气的原因如下:

(1)正常的骨髓造血功能受到抑制,使造血组织减少,导致患者因贫血而出现乏力的症状。

(2)原发性骨髓纤维化患者体内会释放过量的炎症因子,加重乏力症状。

(3)治疗用药会引起患者乏力,如沙利度胺、干扰素等药物,长期使用可能会带来头晕、乏力等不良反应。

6.原发性与继发性骨髓纤维化有什么区别?

除了原发性骨髓纤维化之外,其他骨髓增殖性肿瘤,如真性红细胞增多症和原发性血小板增多症也有少数会进展为骨髓纤维化,通常称为"真性红细胞增多症后骨髓纤维化"和"原发性血小板增多症后骨髓纤维化"。

除此之外,感染、自身免疫性疾病、淋巴瘤、骨髓瘤和骨髓异常增生综合征也都可以出现骨髓纤维化的表现,统称为继发性骨髓纤维化。继发性骨髓纤维化患者早期仅表现为原发病的临床症状,随着纤维化不断进展而表现出与原发骨髓纤维化相似的临床症状。继发性骨髓纤维化患者的治疗主要强调对原发病的控制,预后也多取决于原发病的治疗情况。

7.原发性骨髓纤维化患者需要做哪些检查?

确诊原发性骨髓纤维化需要完善四个方面的检查,包括外周血检查、骨髓检查、基因检测以及脾脏检查。

(1)外周血检查:主要包括血常规、血细胞形态和血生化指标。

(2)骨髓检查:包括骨髓细胞学和骨髓活检,骨髓活检对原发性骨髓纤维化诊断具有重要意义,也是主要诊断标准。

(3)脾大:可通过触诊、超声或 CT 等进行检查。

(4)基因突变及染色体检测:$80\% \sim 90\%$ 原发性骨髓纤维化患者存在 $JAK2/V617F$、$CALR$ 或 MPL 这三种驱动基因突变,因此必须做这三种基因突变检测,还要做 $BCR-ABL1$ 融合基因检测排除慢性粒细胞白血病。另外,为了更准确判断原发性骨髓纤维化的预后,患者还需要做其他基因突变检查及染色体检查。

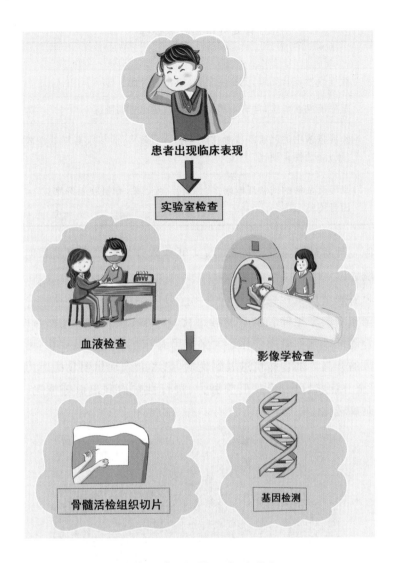

8.骨髓纤维化可以分为几级和哪几个阶段？

原发性骨髓纤维化的诊断和骨髓纤维化程度的判定依赖于骨髓活检,按照骨髓活检的纤维化程度分为 MF-0 级、MF-1 级、MF-2 级和 MF-3 级,且纤维化级别越高,疾病越严重。

骨髓纤维化分级标准

分级	标准
MF-0	散在线性网状纤维,无交叉,相当于正常骨髓
MF-1	疏松的网状纤维,伴有很多交叉,特别是血管周围区
MF-2	弥漫且浓密的网状纤维增多,伴有广泛交叉,偶尔仅有局灶性胶原纤维和(或)局灶性骨硬化
MF-3	弥漫且浓密的网状纤维增多,伴有广泛交叉,有粗胶原纤维束,常伴有显著的骨硬化

按照原发性骨髓纤维化诊断标准,又可具体分为纤维化早期和明显纤维化期两个阶段。

依据患者病情严重程度,骨髓纤维化又分为早期、中期、晚期三个时期。早期表现为全血细胞增生伴轻度骨髓纤维化,中期表现为骨髓萎缩与纤维化,晚期表现为骨髓纤维化和骨质硬化。大多数患者在早期无明显症状,可能会伴有血细胞计数的升高。随着病情进展到晚期,患者会表现出明显的乏力、盗汗、发热、消瘦等全身症状,以及出现肝脾肿大、进行性贫血和出血等情况,并有可能向急性白血病转化。

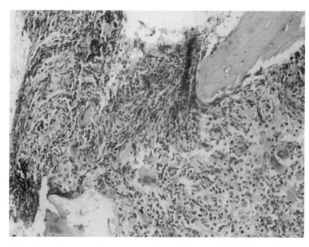

骨髓纤维化患者造血组织增生明显,可见纤维组织增生

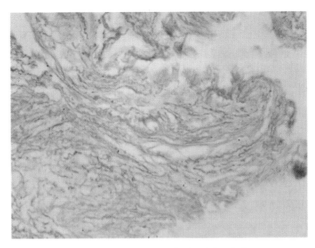

骨髓纤维化患者网状纤维银染色

9.原发性骨髓纤维化会转化为白血病吗?

大部分原发性骨髓纤维化患者的病情进展比较缓慢,但仍有可能会转变成为白血病,尤其是晚期患者转变为急性白血病的风险较高。

对于已发展为晚期骨髓纤维化的患者需要定期复查,一旦疾病进展为急性白血病,就要积极、严格地按照急性白血病的标准进行相应治疗。

10.什么是治疗原发性骨髓纤维化的传统方法?

对原发性骨髓纤维化的患者而言,短期的治疗目标是缓解贫血、改善脾脏肿大等症状。长期目标是延长生存,改善或逆转骨髓纤维化,甚至是治愈,但治愈只可能通过造血干细胞移植的方法来实现。

(1)针对贫血的治疗:主要包括糖皮质激素(如泼尼松)、雄激素(如达那唑)以及促红细胞生成素等。

(2)改善脾大、血小板增多症和体质性症状的治疗:常用药物有羟基脲、干扰素以及免疫调节剂(如沙利度胺、来那度胺)等;脾区照射可以使患者暂时获益,但长期疗效不佳并且可能带来较大的不良反应;而脾切除手术因风险大、并发症多且疗效有限,患者需谨慎考虑。

(3)造血干细胞移植:是目前唯一可能治愈原发性骨髓纤维化的方法,需结合患者自身情况权衡利弊后决定是否采用该方案治疗,尤其是对老年患者,一般不作为首选。

11.原发性骨髓纤维化有靶向治疗药物吗?

在原发性骨髓纤维化中,芦可替尼(捷格卫)是迄今为止,唯一获得中国国家食品药品监督管理总局批准的用于治疗原发性骨髓纤维化的靶向药物。芦可替尼是一种强效的 JAK1/JAK2 抑制剂,可靶向抑制 JAK-STAT 信号传导,从而调控细胞增殖,发挥治疗作用。

与传统治疗相比,芦可替尼不仅明显减轻了骨髓纤维化患者的全身症状、明显缩小了肿大的脾脏、提高了患者的生活质量,而且还有稳定和改善骨髓纤维化的作用,从而延长了患者的生存时间。

12.哪些骨髓纤维化患者适合服用芦可替尼?

目前国内批准芦可替尼用于中危或高危的原发性骨髓纤维化、真性红细胞增多症后骨髓纤维化,以及原发性血小板增多症后骨髓纤维化的成年患者,主要用于治疗由这些疾病导致的脾大和其他症状。

13.服用芦可替尼后,患者会有哪些不良反应?

其包括血液学不良反应和非血液学不良反应:

(1)血液学不良反应:最为常见,通常发生于开始治疗后的 8~12 周,常表现为血小板减少、中性粒细胞减少以及贫血。

(2)非血液学不良反应:患者可能会出现皮肤黏膜出血或消化道出血,发生感染的概率会增加,特别是泌尿系统和呼吸系统感染。对于既往患有结核病或乙型肝炎的患者,应用芦可替尼治疗可能会发生病毒的再激活。此外,患者还可能出现头痛、头晕和腹泻等症状。

14.患者服用芦可替尼时需要注意什么?

在芦可替尼治疗之前,必须进行血常规及肝肾功能等检查。由于芦可替尼的免疫抑制作用,患者应确认自身没有活动性感染。

长期服用芦可替尼可能带来的不良反应主要有骨髓抑制、感染、非黑色素瘤皮肤癌、血脂升高等,因此用药期间患者应及时复查。

15.患者服用芦可替尼后会出现耐药性吗?

患者服用芦可替尼后可能会出现耐药。其主要表现:治疗半年后全身症状没有缓解且有加重,脾脏体积缩小不明显或脾脏有增大。

16.什么是芦可替尼的"停药综合征"?

"停药综合征"是指接受芦可替尼治疗的患者在长期、反复用药后,突然停用时出现的一系列症状。停药综合征的表现包括呼吸窘迫、休克、肿瘤细胞溶解综合征、脾梗死、弥散性血管内凝血等,易导致严重不良后果,可能危及患者生命,所以患者切记不能随意停药。患者应遵医嘱在 7~10 天内逐渐减停药量,应避免突然停药,停药过程中推荐加用泼尼松防止"停药综合征"的发生。

17.脾大的骨髓纤维化患者就一定要切脾吗?

骨髓纤维化患者出现脾大是因为骨髓纤维化后需要髓外造血,肝脏和脾脏成为髓外造血的器官,如果切除患者脾脏就相当于把本来代偿造血的器官给拿掉了,容易造成患者更为严重的贫血,同时患者的肝脏会出现增大。所以,只有对于药物治疗无效且有适应证的患者才考虑切脾治疗。

18.原发性骨髓纤维化可以通过骨髓移植疗法治愈吗?

造血干细胞移植是唯一可能治愈原发性骨髓纤维化的手段,但由于患者年龄较大、一般情况差、配型困难,以及移植后会出现排异反应等造成患者治疗相关死亡率较高,同时患者的并发症通常较多,因此骨髓移植一般不作为首选治疗方法。

19.原发性骨髓纤维化患者需要定期复查哪些项目?

对于初诊以及服用靶向药治疗的骨髓纤维化患者,通常情况下应每周检查一次血常规;当病情较为稳定时,可延长为半月或 1 个月检查一次。

建议患者每隔 3 个月复查一次腹部 CT 或超声,以检测脾大的情况。骨髓穿刺检查,建议每半年做一次,同时复查基因突变。如果患者病情稳定可以 1 年检查一次。

对于脾切除患者,一般在术后半个月复查伤口恢复情况,后期可逐渐延长至 1 个月、3 个月复查一次。对于骨髓纤维化程度更高的患者,如骨髓纤维化 2 级、3 级则应缩短复查周期。

(阎拂蒙　孙婷　陈春燕)

少见类型骨髓增殖性肿瘤问题

1.什么是少见类型骨髓增殖性肿瘤?

骨髓增殖性肿瘤,英文缩写 MPN,是一组具有不同特点的疾病,临床上将其分为经典型和非经典型两种类型。

经典型骨髓增殖性肿瘤指的是慢性髓系白血病、真性红细胞增多症、原发性血小板增多症和原发性骨髓纤维化。

非经典型骨髓增殖性肿瘤因其发病率低,也可称为"少见类型骨髓增殖性肿瘤",其中包括慢性中性粒细胞白血病、非特定的慢性嗜酸性粒细胞白血病、幼年型粒单细胞白血病以及骨髓增殖性肿瘤不可分类四种疾病。

2.什么是骨髓增生异常综合征/骨髓增殖性肿瘤重叠综合征?

骨髓增生异常综合征/骨髓增殖性肿瘤(MDS/MPN)是一组同时具有骨髓增生异常和骨髓增殖特征的少见类型髓系肿瘤,其中以慢性粒-单核细胞白血病最为常见。在症状上,患者兼具因骨髓增生异常综合征的无效造血引起的疲劳、呼吸困难、感染和出血等相关症状,以及骨髓增殖性肿瘤的血细胞增多、血栓栓塞并发症和相关全身症状,也常常同时存在外周血细胞减少和肝脾肿大。

3.什么是慢性粒-单核细胞白血病?

慢性粒-单核细胞白血病,英文缩写 CMML,是最常见的骨髓增生异常综合征/骨髓增殖性肿瘤(MDS/MPN),常表现为持续性(≥3 个月)外周血单核细胞增多症(单核细胞计数≥$0.5×10^9$/升,同时单核细胞比例≥10%)和骨髓异常增生。该病多发生于老年人群,并有向急性白血病转化的风险。

4.慢性粒-单核细胞白血病患者都有哪些表现?

慢性粒-单核细胞白血病是一种相对少见的血液系统恶性肿瘤,患者表现为外周血单核细胞增多、血小板减少和脾大等,并有不同程度的骨髓异常增生。

患者常见的临床症状有发热、感染、出血、疲乏、体重减轻、盗汗等,同时可能伴有不同程度的肝脾肿大。淋巴结肿大并不常见,患者若出现淋巴结肿大,预示疾病向急性期进展。

5.慢性粒-单核细胞白血病和慢性粒细胞白血病有什么区别?

(1)临床表现:慢性粒细胞白血病为骨髓克隆性造血疾病,会使外周血细胞增多,常伴有单核细胞计数增多。但慢性粒-单核细胞白血病不仅表现为骨髓增生,还伴有骨髓病态造血,患者常因为骨髓增生异常而发生血小板减少,表现为乏力、心悸、苍白、低热、感染或出血等。

(2)发病机制:慢性粒细胞白血病患者染色体部分片段发生了易位,从而形成了特征性 Ph 染色体和 *BCR-ABL1* 融合基因,具有酪氨酸激酶活性,会异常持续地传递增殖信号,最终导致了慢性粒细胞白血病的发生。而慢性粒-单核细胞白血病并未发现类似的特征性致病基因突变,以往研究显示 80% 以上的慢性粒-单核细胞白血病患者存在至少一种 *TET2*、*SRSF2* 或 *ASXL1* 突变,其中 *TET2* 双等位基因突变和 *TET2-SRSF2* 共存突变被视为慢性粒-单核细胞白血病相对特异的分子标志。

(3)病情演变及治疗:慢性粒-单核细胞白血病患者存在骨髓病态造血,并有向急性白血病转变的倾向,临床上多以化疗为主;而慢性粒细胞白血病由于伊马替尼等靶向药物的应用,已将恶性肿瘤变成可控的慢性疾病。

6.如何治疗慢性粒-单核细胞白血病?

(1)支持治疗:由于大部分慢性粒-单核细胞白血病患者为老年人,常合并其他疾病,因此需加强支持治疗。贫血患者可定期输血或应用促红细胞生成素,以维持较高的生活质量。

(2)降细胞治疗:对于白细胞增高(白细胞$>13\times10^9$/升)且无严重血细胞减少的患者,多选择羟基脲治疗。

(3)去甲基化药物:近年来,阿扎胞苷和地西他滨在慢性粒-单核细胞白血病患者治疗中取得了较好疗效。

(4)造血干细胞移植:是目前有可能治愈慢性粒-单核细胞白血病的唯一方法,但由于多数患者年龄较大、并发症多,所以治疗效果并不理想。

7.什么是不典型慢性粒细胞白血病？

不典型慢性粒细胞白血病是骨髓增生异常综合征/骨髓增殖性肿瘤的一种罕见亚型，其发病原因尚不明确，多见于老年人群。患者表现为骨髓过度增殖和增生异常的双重特征，出现白细胞增多和脾大，伴有贫血和血小板减少。

8.不典型慢性粒细胞白血病与慢性粒细胞白血病有什么区别？

不典型慢性粒细胞白血病与慢性粒细胞白血病患者具有相似的症状和体征，如脾大、以粒细胞为主的白细胞升高、贫血等，但不典型慢性粒细胞白血病发病率比慢粒低很多。

不典型慢性粒细胞白血病是一种初诊时兼有骨髓增生异常和骨髓增殖性疾病表现的白血病，有无效造血和病态造血的表现。其没有慢粒典型形态学特点，无慢粒的特征性 Ph 染色体或 *BCR-ABL1* 融合基因。

9.如何治疗不典型慢性粒细胞白血病？

到目前为止，对于不典型慢性粒细胞白血病尚缺乏标准的治疗方案。由于缺乏 *BCR-ABL1* 融合基因，酪氨酸激酶抑制剂对其无效，治疗不典型慢性粒细胞白血病的方法如下：

（1）降细胞治疗：如羟基脲、干扰素等，虽然能缓解症状，但疗效持续时间短，且总体生存率很低。

（2）去甲基化药物、分子靶向药物以及造血干细胞移植的疗效，仍有待进一步研究。

10.什么是慢性中性粒细胞白血病？

慢性中性粒细胞白血病是一种少见的骨髓增殖性肿瘤，表现为外周血中成熟中性粒细胞持续增多，骨髓粒系增生，患者常伴有肝脾肿大。集落刺激因子 3 受体(CSF3R)基因突变是该病高度特异而敏感的分子诊断标志。

患者往往症状不明显，常因偶然发现白细胞升高来就诊，多见于老年人群患病，男性略多于女性。该病病情进展缓慢，晚期可向急性髓系白血病转化。

11.如何治疗慢性中性粒细胞白血病？

慢性中性粒细胞白血病的治疗尚无统一标准，主要包括：

（1）降细胞治疗：使用羟基脲、干扰素 α 等。

（2）靶向药物：根据 *CSF3R* 基因突变类型的不同，部分患者可以用靶向药物芦可替尼、达沙替尼治疗。

（3）造血干细胞移植：是目前有可能治愈该病的方法。

12.什么是系统性肥大细胞增多症？

系统性肥大细胞增多症是一种罕见的克隆增殖性血液肿瘤，以肥大细胞浸润一个或多个皮肤外器官，伴或不伴皮肤受累为特点，是成人中最常见的肥大细胞增多症。

由于异常肥大细胞过度增殖和浸润，导致患者多器官、多系统广泛损伤。通常可分为五种亚型，即惰性系统性肥大细胞增多症、冒烟型系统性肥大细胞增多症、侵袭性系统性肥大细胞增多症、伴发其他克隆性血液病的系统性肥大细胞增多症和肥大细胞白血病，后三者被称为晚期系统性肥大细胞增多症。

13.系统性肥大细胞增多症患者有哪些临床表现？

系统性肥大细胞增多症患者的临床表现具有多样性，主要取决于疾病的亚型、肥大细胞释放的介质和器官受浸润程度。患者主要的临床表现如下：

（1）体质性症状：如乏力、体重减轻、发热和出汗。

（2）皮肤表现：可有面部潮红、瘙痒、荨麻疹等。

（3）介质释放相关症状：常见有腹痛、胃肠道不适、昏厥、高血压、头痛、低血压、心动过速、呼吸道症状等。

（4）肌肉和骨相关症状：包括肌痛、骨痛、骨折、关节痛和出现溶骨性病灶等。

（5）体格检查：可发现脾大，而淋巴结肿大和肝大相对少见。

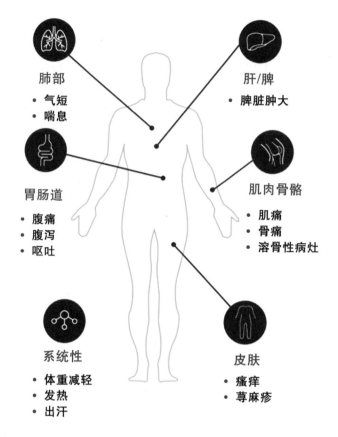

肺部
- 气短
- 喘息

肝/脾
- 脾脏肿大

胃肠道
- 腹痛
- 腹泻
- 呕吐

肌肉骨骼
- 肌痛
- 骨痛
- 溶骨性病灶

系统性
- 体重减轻
- 发热
- 出汗

皮肤
- 瘙痒
- 荨麻疹

14.如何治疗系统性肥大细胞增多症?

系统性肥大细胞增多症主要根据患者疾病的不同亚型给予不同治疗。惰性系统性肥大细胞增多症和冒烟型系统性肥大细胞增多症患者的治疗方法如下:

(1)肥大细胞介质相关慢性症状的管理:如避免应用阿司匹林、麻醉剂以及酒精等易引起肥大细胞释放介质的药物;当介质释放引起症状时,可应用糖皮质激素、组胺 H_1/H_2 受体拮抗剂或色甘酸钠等药物。

(2)骨质疏松的管理:及时评估骨密度,补充钙和维生素 D、双膦酸盐以及干扰素等药物。

晚期系统性肥大细胞增多症的治疗方法如下:

(1)降细胞治疗:阿伐替尼、米哚妥林以及临床试验。

(2)造血干细胞移植。

(阎拂蒙　孙婷)

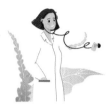

血小板及凝血异常疾病

出血性疾病的原因和分类

1.人体的止血过程是怎样的?

日常生活中,当我们不小心扎伤手指,可能会流血,但几分钟后血就不流了,这一现象虽然很常见,但背后所涉及的机制却不简单。小血管损伤后血液从血管内流出,数分钟后出血自行停止的现象称为生理性止血,它包括以下三个过程:

(1)血管收缩:当血管破损时,破损处血管发生收缩,有利于减轻出血。

(2)血小板聚集形成血栓:血管破损后,血液中血小板黏附到损伤处,相互聚集为止血栓堵住伤口。

(3)血液凝固:血液中有很多种凝血因子,通过"滚雪球式"反应,形成不溶性的纤维蛋白,并交织成网,以加固止血栓,最后达到永久性止血。

2.出血性疾病的病因有哪些?

止血过程的任何环节出了问题,都可能引发出血性疾病,主要包括血管壁异常、血小板数量减少或功能异常、凝血功能障碍三大类,具体如下表所示。

病症	病因
血管壁异常	遗传性出血性毛细血管扩张症、血管性假性血友病、过敏性紫癜、感染性紫癜、维生素C缺乏、严重感染、中毒、尿毒症

续表

病症	病因
血小板数量减少或功能异常	生成减少:再生障碍性贫血、白血病、感染、药物性抑制等 破坏过多:原发免疫性血小板减少症、药物免疫性血小板减少 消耗过多:血栓性血小板减少性紫癜、弥散性血管内凝血 功能异常:血小板无力症、抗血小板药物、尿毒症、肝病、异常球蛋白血症
凝血功能障碍	先天性:血友病、低纤维蛋白原血症、凝血因子缺乏症 继发性:肝硬化、尿毒症、维生素 K 缺乏、抗凝物质增多、抗凝药物治疗过量、弥散性血管内凝血纤溶亢进期

（刘振一　阎树昕）

过敏性紫癜

1.紫癜是什么病?

紫癜是一类由于多种因素导致血管壁结构或者功能受损引起的皮肤或皮下组织出血。根据出血面积大小,可分为瘀点(直径不超过 2 毫米)、紫癜(直径 3～5 毫米)和瘀斑(直径大于 5 毫米)。

2.什么是过敏性紫癜?

过敏性紫癜是紫癜性疾病的一种,为血管变态反应性疾病。当机体发生变态反应后,毛细血管通透性增加,伴发小血管炎,累及多个器官,如皮肤、胃肠道、关节、肾脏等。

3.过敏性紫癜的病因是什么?

过敏性紫癜为变态反应介导的血管炎症,它可以由多种因素引起,具体原因如下:

(1)感染:主要是 β 溶血性链球菌引起的呼吸道感染、猩红热及其他局灶性感染;此外,还有麻疹、水痘、风疹等病毒感染以及寄生虫感染等。

(2)食物:主要是鱼虾类海鲜、蛋类、鸡肉、牛奶,或含有异种蛋白,导致过敏的食物。

（3）药物：抗生素类，包括青霉素、链霉素及头孢菌素类抗生素；解热镇痛药，包括水杨酸类、奎宁类药物；还有其他药物如磺胺类、阿托品、异烟肼及噻嗪类利尿剂等。

（4）其他：如接触花粉、尘埃，接种疫苗，蚊虫叮咬等。

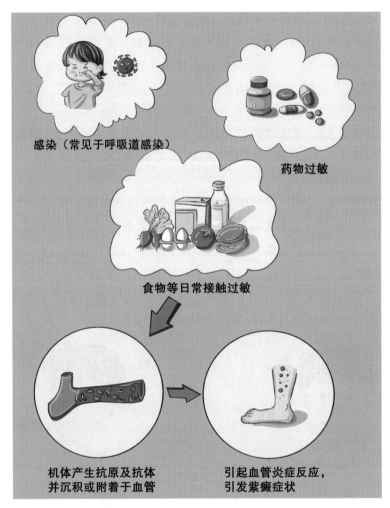

感染（常见于呼吸道感染）

药物过敏

食物等日常接触过敏

机体产生抗原及抗体
并沉积或附着于血管

引起血管炎症反应，
引发紫癜症状

4.过敏性紫癜患者会出现哪些症状？

本病多见于儿童和青少年，主要见于过敏体质者，男性患者多于女性，春秋季节发病居多。过敏性紫癜可累及多个器官，如皮肤、胃肠道、关节、肾脏等。多数患者发病前1~3周有全身低热、乏力及上呼吸道感染等症状，之后出现典型临床表现。

（1）皮肤紫癜：皮肤是过敏性紫癜最常累及的器官。患者除了表现为皮肤紫癜外,可同时伴有皮肤水肿、皮疹,多见于下肢及臀部,略高起皮肤,按压不褪色,对称分布,成批出现,可融合成片,起初呈深红色或紫红色,几天后逐渐变成黄褐色、浅黄色,1～2周内消退。

（2）腹型紫癜：半数患者在皮肤紫癜1周以内出现胃肠道症状,称为腹型紫癜,主要症状是腹痛、腹泻及消化道出血。疼痛部位常位于脐周、下腹部或全腹,为阵发性绞痛,伴压痛、呕吐。轻度消化道出血时,患者的大便潜血阳性,严重时出现血便或呕血。腹型紫癜并发症有肠套叠、肠梗阻、肠穿孔及出血性小肠炎,这些多见于小儿患者。

（3）关节型紫癜：患者因关节部位血管受累而出现关节肿胀、疼痛、压痛及功能障碍,多发生于膝、踝、肘、腕等大关节,呈游走性、反复性发作,数日后消失,不遗留关节畸形。

（4）肾型紫癜：患者因肾小球毛细血管炎症反应而出现血尿、蛋白尿及管型尿,偶见水肿、高血压及肾衰竭等表现。肾损害多发生于紫癜出现后2～4周,亦可延迟出现。多数患者能完全恢复,少数患者因反复发作而演变为慢性肾炎和肾病综合征。

（5）其他：少数患者还可因病变累及眼部、脑及脑膜血管而出现视神经萎缩、虹膜炎、视网膜出血及水肿,以及中枢神经系统相关症状。

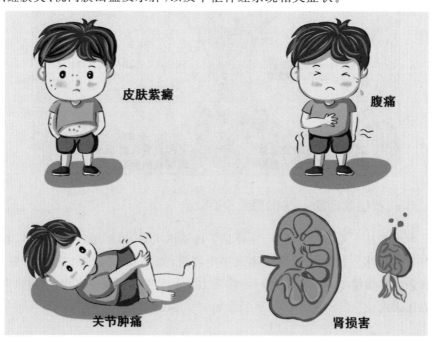

5.过敏性紫癜患者要做哪些检查?

(1)血常规:嗜酸性粒细胞数可增多,血小板数正常。

(2)尿常规和肾功能:过敏性紫癜累及肾脏时,可有不同程度的肾功能损害。尿常规检查示血尿、蛋白尿、管型尿,肾功能示血清尿素氮升高和肌酐清除率下降。

(3)大便常规:大便潜血阳性指胃肠道少量出血(5毫升以上),但粪便的外观不显血色。大便潜血阳性见于腹型和混合型过敏性紫癜。

(4)血小板功能和凝血功能检查:患者血小板计数和功能、凝血功能正常,可与其他出血性疾病鉴别。

6.如何治疗过敏性紫癜?

过敏性紫癜的治疗原则,大致分为以下六个方面:

(1)去除致病因素:包括防治感染,清除局部病灶(如扁桃体炎等),避免摄入可能导致过敏的食物或药物等。

(2)抗过敏治疗:常用药物有异丙嗪、扑尔敏、氯雷他定等。

(3)降低血管通透性:维生素 C 和芦丁等药物可降低血管通透性,减少血液外渗。

(4)糖皮质激素:主要用于关节肿痛、严重腹痛合并消化道出血、急进型肾炎或肾病综合征等严重肾脏病变者,可口服泼尼松或静脉滴注地塞米松。

(5)对症治疗:腹痛者可用阿托品或山莨菪碱,伴发呕血、血便等消化道出血者可用奥美拉唑。

(6)一般治疗:包括卧床休息,注意水、电解质平衡及营养;患者大便隐血试验呈阳性者给予流质饮食,消化道出血时应禁食。

7.过敏性紫癜能治好吗?

大多数患者可在 2 周内恢复,预后良好;但部分患者可反复发作,复发间隔时间为数周至数月不等。部分肾型患者可转为肾病综合征或慢性肾炎,预后较差。因此,早期诊断疾病、积极治疗、积极干预,可避免患者的内脏损害以及并发症的产生。

8.如何预防过敏性紫癜？

过敏性紫癜的预防，通常从以下三个环节入手：

(1)查找变应原，避免再接触变应原。

(2)提高自身免疫力，预防感染。

(3)注意用药安全，慎用易引起过敏的药物。

（刘振一 张圆圆）

血小板减少

1.什么是假性血小板减少？

血小板的正常范围是$(100\sim300)\times10^9$/升，血小板低于100×10^9/升就是血小板减少。

假性血小板减少不是真正的血小板减少，而是因为检测方法受到干扰造成的。造成假性血小板减少的常见原因为抽血时抗凝剂引起血小板聚集，或血小板分布不均匀。这些患者最突出的表现是没有出血症状，也没有引起血小板减少的诱因。此时患者与医生都要警惕，最稳妥的办法是换用抗凝剂重新抽血查血常规，同时进行血涂片人工镜检确认。

2.血小板减少患者都需要做哪些检查？

血小板减少的患者需要筛查继发性因素及原发性因素。

继发性因素包括：病毒感染，如乙型肝炎、丙型肝炎及艾滋病患者需行相关病毒检测；患者如果有风湿免疫科疾病，如系统性红斑狼疮、干燥综合征、类风湿关节炎等，需要行抗核抗体谱、类风湿因子等检测，以排除风湿免疫科疾病；对于老年患者而言，如果出现血小板减少，还要对患者进行肿瘤标志物的检测，排除肿瘤所导致的血小板减少；此外，患者还需进行甲功检测。

原发性因素包括：再生障碍性贫血、骨髓增生异常综合征、急性白血病等血液科疾病均可出现血小板减少，所以患者除行骨髓细胞学和骨髓病理检查外，还需查染色体、流式细胞免疫分型和相关基因检测等明确病因。

3.什么是原发免疫性血小板减少症?

原发免疫性血小板减少症是一种获得性自身免疫性疾病,是由多种机制造成血小板计数减少,从而导致出血的临床表现。

4.原发免疫性血小板减少症的病因是什么?

目前认为,该病的病因有两方面:

(1)机体产生针对血小板的自身抗体和自身免疫细胞对血小板的直接破坏作用,导致血小板减少。

(2)血小板的自身抗体和自身免疫细胞也可损伤生成血小板的巨核细胞,导致血小板生成减少。

5.原发免疫性血小板减少症在哪些人群中最常见?

通常情况下,该病的发病率为(5~10)/10万,男女发病率相近,但育龄期女性发病率高于男性,60岁以上的人群发病率明显增高。

6.原发免疫性血小板减少症分为哪几种类型?

通常根据患者起病急缓及病情轻重,该病分为以下两种类型:

(1)急性型:多见于儿童,发病前1~3周有感染史,急性起病,出血严重,常有黏膜和内脏出血,血小板常$<20\times10^9$/升,淋巴细胞常增多,发病一般持续2~6周,最长12个月,大部分患者病情可以自行缓解。

(2)慢性型:多见于成人,慢性出血,常表现为皮肤瘀点、瘀斑,月经过多,血小板多在$(30\sim80)\times10^9$/升,淋巴细胞一般不增多,但病情反复发作,很少可以自行缓解。

7.原发免疫性血小板减少症都有哪些症状?

成人患者一般症状不典型,出血较少但容易反复发生,常表现为皮肤、黏膜出血,如瘀点、紫癜、瘀斑、外伤后出血不止等,其中鼻出血、牙龈出血常见。

女性患者常表现为月经量过多,长期月经量过多可导致贫血;部分患者表现为乏力;部分患者没有症状,查体偶然发现血小板减少。

8.原发免疫性血小板减少症患者需要做哪些检查?

(1)血液方面的检查:血常规和外周血涂片、肝功及血生化、甲状腺功能、抗核抗体谱、乙肝五项、HIV、丙型肝炎抗体、血小板生成素测定、血小板抗体检测等。

（2）骨髓穿刺和活检：观察生成血小板的巨核细胞的数目和成熟度。

（3）影像学检查：上腹部彩超。

（4）尿素^{13}C 或^{14}C 呼气试验。

9.患者确诊了原发免疫性血小板减少症后要立刻治疗吗？

该病治疗目的是使血小板维持在安全水平，防止严重出血。

目前认为当患者的血小板计数＞30×10^9/升时，如无出血表现，可暂时不治疗；而对于有出血症状和血小板＜20×10^9/升的患者应紧急治疗。

10.如何治疗原发免疫性血小板减少症？

该病常选用以下几种治疗措施：

（1）糖皮质激素：由于患者长期服用激素的不良反应较大，所以需要根据病情逐渐减量至最小剂量甚至停药。

（2）人免疫球蛋白：适合急性期患者。

（3）促进血小板生成的药物：如重组人血小板生成素或艾曲泊帕或海曲泊帕等。

（4）利妥昔单抗：是一种可清除体内 B 细胞的单克隆抗体。

（5）输注机采人血小板悬液：主要用于急性期患者。

（6）其他：如环孢素 A、维甲酸、达那唑、咖啡酸片、地西他滨、长春新碱等。

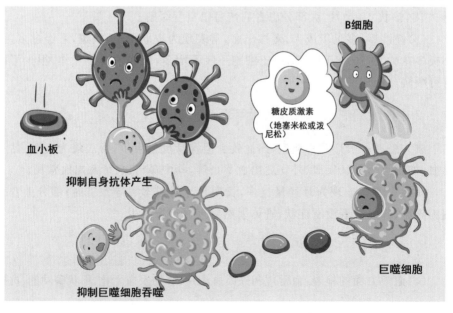

11.原发免疫性血小板减少症患者需要终身服药吗?

如果患者在治疗后血小板计数＞$30×10^9$/升,且没有出血的症状,是可以停药观察的。

12.原发免疫性血小板减少症患者在日常生活中需要注意什么?

患者不要从事增加出血风险的工作或活动,应避免磕碰。在饮食方面,患者应尽量避免吃一些硬的食物,如啃骨头,吃鱼的时候也应尽量避免鱼刺划破黏膜引起出血等。

13.原发免疫性血小板减少症会遗传吗?

该病不是遗传性疾病,因此不会遗传。

14.妊娠期发现血小板减少应怎么办?

当一名女性妊娠期发现血小板减少时,应先做相关检查查明病因。

在怀孕中后期,如果患者血小板轻度减低,无明显出血倾向,此时只需定期复查血常规,切勿紧张。

当患者血小板计数＜$20×10^9$/升时,需要明确是否有其他原因导致的血小板减少,血液科医生通常会建议孕妇抽血查抗核抗体谱及血小板抗体等,如非必要,应尽量避免行骨髓穿刺。

对于患原发免疫性血小板减少症的孕妇,首先要考虑的问题是终止妊娠还是继续妊娠。妊娠前患有原发免疫性血小板减少症,妊娠期未缓解,且在妊娠初期就需激素治疗的患者,应考虑终止妊娠。如继续妊娠,治疗原则与单纯原发免疫性血小板减少症相同,但要考虑胎儿正常发育的问题。分娩前两周,患者需要与产科医生协商,可加大激素的用量,充分补充血小板,必要时可应用免疫球蛋白,以使血小板计数达$(50\sim80)×10^9$/升以上。阴道分娩适用于不需要激素治疗,血小板＞$50×10^9$/升的患者。分娩时产妇产程不宜过长,不宜屏气,以防颅内出血。患者进行剖宫产术时可预防性输注血小板或新鲜血,胎儿娩出后立即给予缩宫素,防止产后出血。

（钟光彩　马赛）

血栓性血小板减少性紫癜

1.什么是血栓性血小板减少性紫癜?

血栓性血小板减少性紫癜(TTP)是一种较少见的以微血管病性溶血、血小板减少性紫癜、神经系统异常、不同程度肾脏损害及发热"典型五联征"为主要临床表现的严重的弥散性微血管血栓-出血综合征。

2.血栓性血小板减少性紫癜患者的常见表现是什么?

血栓性血小板减少性紫癜常起病急,病情发展快,任何年龄都可发病,多见于15~50岁人群,女性患者多于男性,典型病例表现为以下五联征,但并非所有患者均具有:

(1)出血:由血小板减少引起,患者表现为皮肤瘀点、瘀斑,可有鼻出血、牙龈出血及视网膜出血,严重者可发生内脏及颅内出血。

(2)微血管病性溶血性贫血:患者表现为不同程度的贫血,部分患者可有黄疸、尿色加深等。

(3)神经系统症状:其严重程度与预后相关,患者主要表现为意识紊乱、头痛、失语、惊厥、视力障碍、谵妄和偏瘫,以发作性和多变性为特点。

(4)肾脏损害:患者可出现蛋白尿、管型尿、血尿、血尿素氮及肌酐升高,严重者可发生急性肾衰竭。

(5)发热:可见于半数患者,多数为中度发热。

3.血栓性血小板减少性紫癜的病因是什么?

引起血栓性血小板减少性紫癜的主要原因是血管性血友病因子裂解酶(ADAMTS13)缺乏或活性降低。

4.血栓性血小板减少性紫癜分为哪几类?

血栓性血小板减少性紫癜可分为遗传性和获得性两种,获得性血栓性血小板减少性紫癜根据诱发因素是否明确,又分为原发性(特发性)和继发性血栓性血小板减少性紫癜。

(1)遗传性:主要是由于*ADAMTS13*基因突变或缺失,导致酶活性降低或者缺乏所致。

(2)原发性:患者体内存在抗 ADAMTS13 自身抗体,或存在抗 CD36 自身抗体,刺激内皮细胞释放过多 vWF 大分子多聚体,是最主要的临床类型。

(3)继发性:由感染、药物、肿瘤、自身免疫性疾病、造血干细胞移植等因素诱发,发病机制复杂,预后不佳。

5.血栓性血小板减少性紫癜患者需要做哪些检查?

血栓性血小板减少性紫癜患者,一般需要做如下检查:

(1)血液方面的检查:血常规和外周血涂片、肝功能、血生化、凝血功能、血中 vWF 因子、ADAMTS13 酶解活性及 ADAMTS13 抑制物检查等。

(2)骨髓穿刺:观察细胞形态及增殖情况以明确病情。

6.血栓性血小板减少性紫癜严重吗?

血栓性血小板减少性紫癜病情凶险,病死率高,患者如果不及时治疗,死亡率可达 80%～90%。患者若早期采用血浆置换治疗,死亡率可降至 10%～20%,因此必须及时治疗。

7.如何治疗血栓性血小板减少性紫癜?

(1)血浆置换:为首选治疗,对于暂时无条件进行血浆置换或遗传性血栓性血小板减少性紫癜患者,可输注新鲜血浆或者新鲜冰冻血浆,当患者出现严重肾衰竭时,可与血液透析联合使用。

(2)免疫抑制剂:对于发作期的血栓性血小板减少性紫癜患者可辅助使用甲泼尼龙或者地塞米松,对伴 ADAMTS13 抑制物的原发性血栓性血小板减少性紫癜患者可加用免疫抑制剂,对复发难治血栓性血小板减少性紫癜患者可加用抗 CD20 单克隆抗体。

(3)静脉注射免疫球蛋白:治疗效果不如血浆置换,仅适用于血浆置换无效或多次复发的患者。

(4)输注红细胞:贫血症状严重的患者,可输注红细胞。

(5)抗血小板药物:病情稳定后可选用抗血小板药物,对减少复发有一定作用。

8.血栓性血小板减少性紫癜患者血小板低时为什么不可以输注血小板?

血栓性血小板减少性紫癜患者本身有微血管血栓形成,如果给予血小板输注,可能会加重微血管血栓病变,因此仅在严重出血危及生命时才考虑使用。

9.血栓性血小板减少性紫癜患者需要定期复查哪些项目?

因为遗传性血栓性血小板减少性紫癜及 ADAMTS13 抑制物阳性的原发性血栓性血小板减少性紫癜患者容易复发,所以定期检测血小板计数和 ADAMTS13 活性有助于判断复发及预后。

（钟光彩　周其锋）

血友病

1.什么是凝血因子?

凝血因子是指人体内具有促凝作用的蛋白质成分,WHO 按照凝血因子被发现的先后次序用罗马数字编号,有凝血因子 Ⅰ、Ⅱ、Ⅲ、Ⅳ、Ⅴ、Ⅶ、Ⅷ、Ⅸ、Ⅹ、Ⅺ、Ⅻ、ⅩⅢ。

凝血因子可分为内源性凝血因子和外源性凝血因子,内源性凝血因子包括凝血因子Ⅻ、Ⅺ、Ⅸ、Ⅷ,外源性凝血因子包括Ⅲ和Ⅶ,大部分凝血因子是在肝脏产生的。

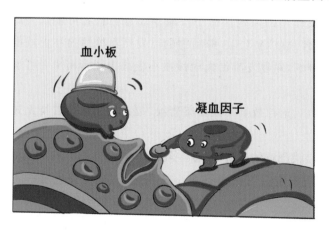

在患者受到外伤时,凝血因子通过外源性凝血途径或内源性凝血途径被激活,和血小板结合在一起,可起到止血的作用。

2.什么是血友病?

血友病是一种遗传性出血性疾病,包括血友病 A、血友病 B 和罕见的血友病 C。

血友病以阳性家族史、幼年发病、自发或轻度外伤后出血不止、血肿形成及关节出血为特征。

3.血友病有几种类型?

血友病系 X 连锁隐性遗传性疾病,发病与性别有关,一般男性患病,女性为致病基因携带者,血友病有以下两种分类方法:

(1)根据凝血因子缺乏种类:血友病 A 系凝血因子Ⅷ缺乏,而血友病 B 系凝血因子Ⅸ缺乏。其中血友病 A 最常见,临床占比 80%～85%,而血友病 B 占 15%～20%。

(2)根据体内凝血因子活性水平:血友病可分为轻型、中型和重型。血友病患者出血和并发症的严重程度与其凝血因子活性水平相关。轻型患者平时极少出血,手术或外伤可致非正常出血;中型患者偶有自发出血,小手术或外伤后可有严重出血;重型患者可有肌肉或关节自发性出血,也可形成血肿。

4.什么是血友病 A 和血友病 B?

血友病 A 是由于凝血因子Ⅷ缺乏引起,亦称作"血友病甲",是临床上最常见的血友病,占血友病患者数的 80%～85%。

血友病 B 是由于凝血因子Ⅸ缺乏引起,亦称作"血友病乙",临床较甲型血友病少见,占血友病患者数的 15%～20%。

5.血友病会遗传吗?

根据现有资料,70%的血友病 A 有明显家族史,另外 30%的血友病 A 和其他几种血友病没有明显家族史。但无论有没有家族史,血友病都属于遗传性疾病。

血友病 A 和血友病 B 均属于 X 连锁隐性遗传,其遗传基因位于性染色体 X 上,而血友病 C(凝血因子Ⅺ缺乏)则属于常染色体不完全隐性遗传。

6.血友病常见于哪些人群?

(1)血友病常见于有家族史的人群,比如血友病 A 及血友病 B 都属于 X 连锁隐性遗传,发病与性别有关,一般男性患病,女性为致病基因携带者。

(2)后天因素造成的获得性血友病常见于感染、风湿免疫性疾病以及免疫功能低下的恶性肿瘤患者。此外,药物也可引起获得性血友病。

7.皮肤碰到后就会有瘀青,是血友病吗?

皮肤瘀青是多种原因引起的皮肤出血,需考虑生理性和病理性原因,而不能只考虑血友病。

(1)生理性瘀青:一般会发生在皮下脂肪比较薄的部位,因皮下脂肪对血管保护作用减弱,从而出现碰撞后皮肤瘀青。

(2)病理性瘀青:如血小板减少性瘀青、凝血功能异常性瘀青(如血友病、口服抗凝药物者、肝功异常患者)、血管性瘀青(如老年单纯性紫癜患者)。血友病患者出血更多情况表现为关节腔、肌肉的出血。

8.血友病患者会出现什么症状?

(1)出血:出血的轻重与血友病类型及相关因子缺乏程度有关,血友病 A 出血较重,血友病 B 则较轻。

血友病的出血多为自发性或轻度外伤、小手术后(如拔牙、扁桃体切除)出血不止,且具备下列特性:①与生俱来,伴随终身;②患者常表现为软组织或深部肌肉内血肿;③负重关节如膝、踝关节等反复出血尤其突出,最终可致关节肿胀、僵硬、畸形,可伴骨质疏松、关节骨化及相应肌肉萎缩。

血友病患者还可表现为鼻衄、咯血、呕血、黑便和血尿等,甚至可发生颅内出血,颅内出血是最常见的致死原因之一。

(2)血肿压迫症状及体征:血肿压迫周围神经可致局部疼痛、麻木及肌肉萎缩,压迫血管可致相应供血部位缺血性坏死或淤血、水肿;口腔底部、咽后壁、喉及颈部出血可致呼吸困难甚至窒息;压迫输尿管致排尿困难;腹膜后出血可引起麻痹性肠梗阻。

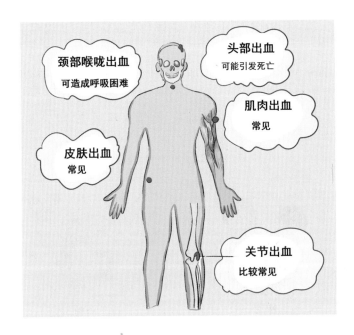

9.血友病患者需要做哪些检查?

一般来说,确诊血友病需要做如下相关检查:

(1)血常规:一般无贫血,白细胞及血小板计数正常。

(2)凝血检查:出血时间正常,凝血时间延长,凝血酶原时间正常。活化部分凝血活酶时间延长,能被正常新鲜血浆或硫酸钡吸附血浆纠正者为血友病A;能被正常血清纠正,但不被硫酸钡吸附血浆纠正者为血友病B。

(3)凝血因子活性测定:凝血因子Ⅷ活性明显减少为血友病A,凝血因子Ⅸ活性明显减少为血友病B。

(4)血友病作为一种遗传病,还需要患者完善基因检查。

10.血友病患者出血时应如何紧急处理?

血友病患者发生关节或肌肉急性出血时,应在自我救助的同时,及早就近前往医疗机构接受专业救治,尽早有效处理出血,以避免并发症的发生。

"RICE"原则是血友病患者发生急性出血时的重要辅助处理措施,也是自我救助必须坚持的基本原则,具体如下:

(1)制动(rest):受伤后立即停止运动,使受伤部位休息,防止重复损伤和加重损伤。

（2）冷敷（ice）：受伤部位马上冰敷，以减轻炎症反应和肌肉痉挛，缓解疼痛、抑制肿胀。

（3）加压（compression）：对受伤部位使用弹力绷带等进行适当加压包扎，减少出血渗出，缓解肿痛。

（4）上抬（elevation）：抬高受伤部位，利于血液回流，减少出血渗出，减轻肿痛。

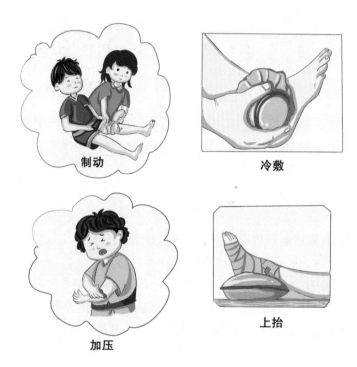

制动　　　　冷敷

加压　　　　上抬

11.如何避免血友病的发生？

因为血友病是遗传性疾病，所以优生优育是最有效的预防措施。夫妻婚前最好到医院做血友病基因检查，以确定出生后代是否有患血友病的可能。如果一方是血友病患者，也不是不能生育，应根据遗传学规律通过计划生育来避免后代患病：

（1）当一对夫妻中男性是血友病患者而女性正常：建议生男孩，这样不仅可以保证男孩是健康的，而且其后代也不会再出现血友病患者；如果生女孩，虽然不发病，但会成为血友病携带者，使其后代男性可能成为血友病患者。

（2）当夫妻双方中男性是血友病患者而女性是携带者：如果生男孩，那么有

50%可能性是血友病患者,50%可能性为正常人;如果生女孩,有50%可能性是血友病患者,另50%可能性是基因携带者。

（3）夫妻双方中男性正常而女性是携带者:如果生男孩,那么有50%可能性是血友病患者,另50%可能性是正常的。如果生女孩,有50%可能性是基因携带者,另50%可能性是正常的。

（4）夫妻双方中男性正常而女性是血友病患者:如果生男孩则一定是血友病患者,如果生女孩则是基因携带者。

（5）夫妻双方都是血友病患者:不论生男生女,都是血友病患者。

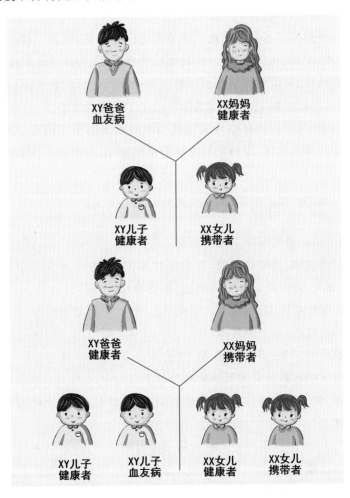

12.如何治疗血友病？

血友病的治疗,大致遵循如下原则：

(1)局部止血治疗：对于急症出血患者,首先采用局部止血治疗。伤口小者局部加压 5 分钟以上,伤口大者用纱布或棉球蘸正常人血浆或凝血酶、肾上腺素等敷于伤口,加压包扎。关节腔内出血时,患者应减少活动,给予局部冷敷,当肿胀不再继续加重时改为热敷。

(2)替代治疗：是治疗血友病的有效方法,目的是将患者血浆凝血因子提高到止血水平。当患者凝血因子Ⅷ水平达正常人的 3％～5％时,一般不会有自发性出血,只有外伤或手术时才出血。重型患者出血频繁,需给予替代治疗,包括输注血浆、冷沉淀、凝血酶原复合物、凝血因子Ⅷ或Ⅸ、去氨加压素（DDAVP）。

(3)外科治疗：对反复关节出血而致关节强直及畸形的患者,可在补充足量凝血因子Ⅷ或Ⅸ的前提下,行关节成形术或人工关节置换术。

(4)基因治疗：目前已有临床试验成功地将凝血因子Ⅷ或Ⅸ合成的正常基因,通过载体转导入人体,以纠正血友病的基因缺陷,生成具有生物活性的凝血因子Ⅷ或Ⅸ。

13.血友病患者在日常饮食中需要注意什么？

推荐血友病患者多吃以下几种食物：

(1)保肝类食物：如动物肝脏,富含维生素 C、维生素 E 及 β 胡萝卜素的食物（如南瓜、薯类、海藻类、蔬菜、猕猴桃、草莓等）。

(2)提高免疫功能类食物：如奶制品、蛋、瘦肉、豆制品等。

(3)高钙类食物：如奶制品等。

(4)高胶原蛋白类：如蹄筋、肌腱、猪皮等。

此外,血友病患者日常需禁忌的食物如下：

(1)辛辣、刺激性食物：可刺激神经兴奋,易使血管破裂,造成内脏及皮下出血,故应忌食。

(2)油炸食物：因其不利于消化且易加重胃肠负担,少数患者还可诱发胃肠道出血,故应忌食。

(3)易导致出血的食物：如鲳鱼、山楂、葵花子等,应忌食。

(4)多纤维食物：如菠菜、韭菜等,食后会加重胃肠负担,或引起腹泻,故应忌食。

14.血友病患者不能吃哪些药物？

血友病患者禁止使用的药物主要有以下两类：

（1）镇痛药物：除对乙酰氨基酚可以使用外，其他镇痛药物，如消炎痛、布洛芬等均应禁用。

（2）抑制血小板功能药物：凡是药品说明书上标明有抑制血小板聚集功能或防止血栓形成的药物，如阿司匹林、潘生丁等都应禁用。

15.血友病会影响寿命吗？能治愈吗？

血友病一般不会影响患者寿命，但当有大出血或外伤导致出血，没有得到及时有效的治疗，则会影响患者寿命。目前血友病尚不能根治，是终身出血性疾病。

16.血友病患者需要长期用药吗？

因为血友病是一种基因病，无法根治，目前仍需长期补充凝血因子治疗。当患者发生第一次关节出血，或严重肌肉出血，或颅内出血，即应开始预防治疗。

近半个世纪的临床实践证实，规范化定期输注凝血因子可补充患者体内相应的凝血因子缺乏，以降低患者出血的发生率、致残率及死亡率。

17.血友病患者需要监测哪些指标？

血友病患者需要监测血常规、凝血功能、凝血因子水平，必要时还应查凝血因子抑制物。

（尚阳丽　陈春燕）

其他凝血因子缺乏问题

1.少见遗传性凝血因子缺乏有哪些？

少见遗传性凝血因子缺乏包括遗传性纤维蛋白原缺乏症、遗传性凝血酶原缺乏症、遗传性凝血因子Ⅴ缺乏症、遗传性凝血因子Ⅶ缺乏症、遗传性凝血因子

Ⅹ缺乏症、遗传性凝血因子Ⅺ缺乏症、遗传性凝血因子Ⅻ缺乏症、遗传性凝血因子ⅩⅢ缺乏症等。

2.少见遗传性凝血因子缺乏患者需要做哪些检查?

一般来说,怀疑少见遗传性凝血因子缺乏时,患者需要查血常规、凝血功能、凝血因子检查、活化部分凝血活酶时间(APTT)及凝血酶时间纠正试验、血小板功能试验以及基因检测等。因为该病多为常染色体隐性遗传,所以患者父母也应进行相关检查。

3.如何治疗少见遗传性凝血因子缺乏?

少见遗传性凝血因子缺乏的治疗,主要应针对具体疾病给予补充含有相应凝血因子的血制品或重组凝血因子治疗:

(1)对于遗传性纤维蛋白原缺乏患者,可选择富含纤维蛋白原的血浆、冷沉淀和纤维蛋白原浓缩剂治疗。

(2)对于遗传性凝血酶原缺乏患者,可选择新鲜冰冻血浆、凝血酶原复合物、因子Ⅱ浓缩物治疗。

(3)对于遗传性凝血因子Ⅴ缺乏患者,可输注新鲜冰冻血浆治疗。

(4)对于遗传性凝血因子Ⅶ缺乏患者,可选择新鲜冰冻血浆、凝血酶原复合物、重组凝组因子Ⅶa治疗。

(5)对于遗传性凝血因子Ⅹ缺乏患者,可选择新鲜冰冻血浆、凝血酶原复合物、因子Ⅹ浓缩物。

(6)遗传性凝血因子ⅩⅢ缺乏患者,可选择新鲜冰冻血浆、凝血酶原复合物、重组因子ⅩⅢ浓缩物。

4.少见凝血因子缺乏患者可以做手术吗?

通常情况下,少见凝血因子缺乏患者必要时是可以做手术的,但需要做好充足的术前准备。

如果患者在围手术期止血需要凝血因子替代治疗,还应避免过量使用,并仔细监测凝血因子水平。建议围手术期术前3~5天,每日进行凝血因子浓度监测,以避免凝血因子水平大幅波动。对于大手术患者,应密切监测纤维蛋白原水平,在术后10~14天宜保持在1~1.5克/升的目标水平。

此外,不建议在患者术后常规使用药物预防血栓,但对因子Ⅶ缺乏的患者,如果存在相关的静脉血栓栓塞症危险因素,则应给予药物预防血栓。

5.凝血因子缺乏有获得性的吗?

临床上可以见到的获得性凝血因子缺乏患者,包括获得性Ⅱ、Ⅴ、Ⅶ、Ⅷ等因子缺乏,最常见的是获得性凝血因子Ⅷ缺乏,也称作"获得性血友病"。其主要是因肿瘤、妊娠、风湿性疾病、皮肤病、药物性等引起的。这些患者多没有家族史,也没有自发性出血史,其特点为临床较为少见,以及临床表现差异性很大。

6.如何治疗获得性Ⅷ因子缺乏?

获得性Ⅷ因子缺乏患者的治疗主要包括以下几个方面:

(1)针对原发病病因治疗是控制患者病情的关键。

(2)止血治疗:目前,旁路途径有输注凝血酶原复合物和重组活化凝血因子七(rⅦa),替代途径包括输注凝血因子Ⅷ浓缩物和重组人因子Ⅷ。

(3)清除抑制物治疗:包括单用激素,激素联合免疫抑制剂治疗等。

7.如何治疗其他获得性凝血因子缺乏?

其他获得性凝血因子缺乏的治疗原则,包括止血治疗和抑制物清除两方面:

(1)止血治疗:可给予新鲜冰冻血浆、DDVAP、rⅦa、凝血酶原复合物、冷沉淀等,必要时还可输血治疗。

(2)抑制物清除:可给予激素治疗,疗效不佳时再加用免疫抑制剂,如环磷酰胺、环孢素等,也可加用利妥昔单抗治疗。

8.什么是多种凝血因子缺乏?

多种凝血因子缺乏,如缺乏凝血因子Ⅱ、Ⅶ、Ⅸ或Ⅹ是维生素K缺乏引起的,包括先天性维生素K依赖性凝血因子缺乏症和后天获得性维生素K依赖性凝血因子缺乏症两种类型。

引起后天获得性维生素K依赖性凝血因子缺乏症的原因主要有两大类:

(1)疾病或药物导致体内维生素K缺乏:①长期使用抗生素(如舒普深)后所致的治疗相关性肠道菌群失调。②严重腹泻导致的肠病。③机械性黄疸导致的肠道内胆汁减少。④新生儿、早产儿体内为低维生素K水平。⑤急性营养不良、肝炎、肝硬化引起的严重肝病。⑥丙型肝炎患者采用利巴韦林和聚乙二醇干扰素治疗所致的自身免疫性疾病。

(2)维生素 K 拮抗剂的使用:如抗凝药物华法林。此外,二代双香豆素类灭鼠药有"超级华法林"之称。由于灭鼠药容易获得,且无色无味,所以灭鼠药中毒是目前临床上最常见的后天获得性维生素 K 依赖性凝血因子缺乏症的病因。

(尚阳丽　陈春燕)

弥散性血管内凝血

1.什么是弥散性血管内凝血?

弥散性血管内凝血,英文简称是 DIC,它是在多种疾病基础上,致病因素损伤微血管体系,导致凝血系统活化,全身微血管血栓形成、凝血因子大量消耗并继发纤溶亢进,引起以出血及微循环衰竭为特征的临床综合征。

2.弥散性血管内凝血是如何发生的?

在该病发生、发展过程中,其始动环节是由于某些促凝物质大量入血,使机体凝血系统被激活,进而引起机体凝血-抗凝血功能平衡紊乱。

在微血管内广泛地形成主要由纤维蛋白和血小板聚集构成的微血栓过程中,消耗了大量凝血因子和血小板,加上继发性纤维蛋白溶解功能增强,导致患者出现明显的出血、休克、器官功能障碍及贫血。

3.弥散性血管内凝血常见于哪些人群?

该病常见于患有以下疾病的人群:

(1)严重感染:①革兰阴性菌感染,如脑膜炎球菌、大肠埃希菌、铜绿假单胞菌感染等。②革兰阳性菌感染,如金黄色葡萄球菌感染等。③病毒感染,如流行性出血热、重症肝炎等。

(2)手术及创伤:多发性骨折,严重烧伤,胃、肺、心脏等大手术,体外循环等。

(3)病理产科:前置胎盘、羊水栓塞、死胎滞留、严重子痫等。

(4)恶性肿瘤:急性早幼粒细胞白血病、淋巴瘤、前列腺癌、胰腺癌等。

（5）严重中毒或免疫反应：毒蛇咬伤、输血反应、移植排斥等。

（6）其他：恶性高血压、巨大血管瘤、急性坏死性胰腺炎、重症肝炎、急性溶血危象、急进性肾炎、糖尿病酮症酸中毒、系统性红斑狼疮、中暑等。

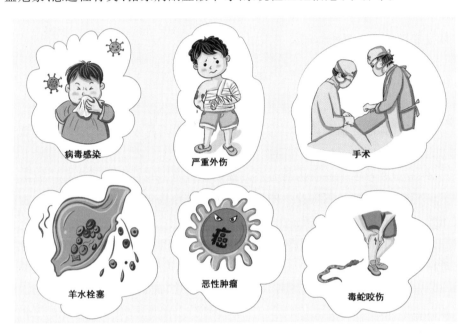

病毒感染　　　严重外伤　　　手术

羊水栓塞　　　恶性肿瘤　　　毒蛇咬伤

4.发生弥散性血管内凝血时，患者会有哪些症状？

该病的临床表现因类型、分期、原发病不同而有较大差异，患者主要表现为以下几个方面：

（1）出血：一般为多部位出血倾向，如皮肤瘀斑、紫癜、咯血、消化道出血等。

（2）微循环衰竭：包括低血压或休克，多见于急性期，患者常有发绀、少尿及循环衰竭。患者休克程度与出血常不成比例，顽固性休克是该病病情严重、预后不良的征兆。

（3）微血管栓塞：可发生在浅层的皮肤、消化道黏膜的微血管，但深部器官微血管栓塞导致的器官衰竭在临床上却更为常见，患者可表现为顽固性的休克、呼吸衰竭、意识障碍、颅内高压和肾衰竭等。

（4）微血管病性溶血：患者表现为进行性贫血，贫血程度与出血量不成比例，偶见皮肤巩膜黄染。

5.弥散性血管内凝血患者有哪些特殊体征？

弥散性血管内凝血患者可出现皮肤出血点、紫癜、瘀斑、口腔血泡、爆发性坏疽、外科伤口出血、静脉穿刺部位出血、动脉渗血、皮下血肿等表现。此外，还有休克或微循环障碍的体征。

6.弥散性血管内凝血如何分类和分期？

根据病情进展速度，弥散性血管内凝血可分为急性、亚急性和慢性三类：

（1）急性弥散性血管内凝血在几小时或 1～2 天内发生，病情凶险，进展迅速，患者的症状明显，以休克和出血为主。

（2）亚急性弥散性血管内凝血在数日到几周内逐渐发生。

（3）慢性弥散性血管内凝血的病程可达数月至数年，患者的症状轻微，有轻度出血、器官功能障碍，但极少出现休克。

弥散性血管内凝血通常分为三期，即高凝期、消耗性低凝期和继发性纤溶亢进期：

（1）高凝期：凝血系统被激活，血中凝血酶增多，此时血液处于高凝状态，导致微血栓形成。

（2）消耗性低凝期：凝血因子和血小板因消耗而减少，继发纤维蛋白原减少，纤溶过程逐渐加强，此时患者可表现为出血。

（3）继发性纤溶亢进期：纤溶系统异常活跃，纤维蛋白降解产物形成且具有很强的抗凝作用，此时患者出血症状十分明显。

7.弥散性血管内凝血的预后如何？

患者发生弥散性血管内凝血后，一般来说病情比较凶险，死亡率可达 30%～80%，预后较差。

8.如何治疗弥散性血管内凝血？

弥散性血管内凝血的治疗，主要包括以下几点：

（1）在高凝期：治疗以抗凝为主，不宜单纯补充血小板和凝血因子，不宜抑制纤溶。

（2）在消耗性低凝期：建议在抗凝基础上补充血小板、凝血因子、新鲜冰冻血浆、冷沉淀、浓缩血小板、凝血酶原复合物等。

（3）在继发性纤溶亢进期：建议补充血小板和凝血因子，适量应用抗纤溶药物。

（4）治疗基础疾病及消除诱因：如控制感染，治疗肿瘤、产科疾病及外伤；纠正缺氧、缺血及酸中毒等是终止弥散性血管内凝血病理过程的最为关键和根本的治疗措施。

（尚阳丽　周其锋）

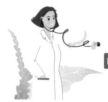

噬血细胞综合征

1.什么是噬血细胞现象？

正常情况下,体内有一种细胞叫作巨噬细胞,它们就像一群大大的变形虫,可吞噬衰老的血细胞,如红细胞、白细胞等,让体内血细胞保持年轻的状态。当巨噬细胞过度活化时,它就会把正常的血细胞以及骨髓中的造血干细胞吞噬掉,从而引起血细胞减少,这种现象被称为噬血细胞现象。由此可见,噬血细胞就是一种吞噬了血细胞的特殊巨噬细胞,主要吞噬红细胞、中性粒细胞、血小板、淋巴细胞、单核细胞等。

那当骨髓报告单中出现"骨髓可见噬血细胞"时,就是得了噬血细胞综合征了吗? 其实不是这样的。因为噬血细胞不仅见于噬血细胞综合征,还见于输血、感染、自身免疫性疾病,以及其他原因造成的骨髓损伤或造血细胞破坏。

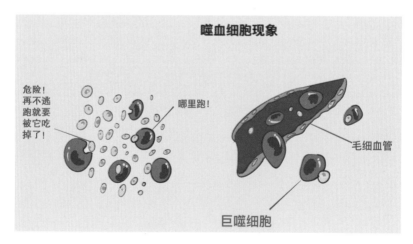

2.什么是噬血细胞综合征？

噬血细胞综合征又称"噬血细胞性淋巴组织细胞增多症",是由多种因素造成的淋巴细胞和组织细胞过度增殖、活化,分泌大量炎症因子,而引起的一种严重的、甚至危及生命的过度炎症反应状态。

除了前文提到的巨噬细胞过度活化会吞噬体内正常的血细胞导致血细胞减少外,巨噬细胞过度活化还会释放多种细胞因子,引起过度的炎症反应,从而造成多个器官损伤,患者主要表现为反复发热,且以高热居多,可伴有腹胀及肝、脾、淋巴结肿大,血细胞减少、凝血异常和多脏器功能异常等。

值得一提的是,噬血细胞综合征并不是一种独立的疾病,而是多种原因或疾病引起的一种临床综合征。它起病急、病情发展迅速,病情凶险,病死率高,是一种可能危及生命的综合征。

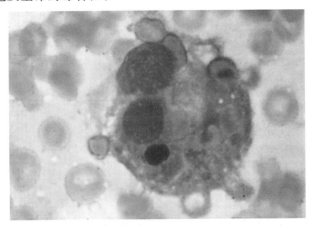

吞噬成熟红细胞、有核红细胞、血小板的噬血细胞

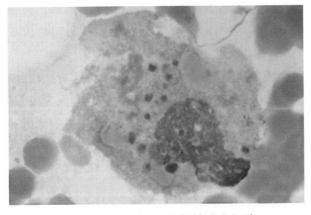

吞噬成熟红细胞、血小板的噬血细胞

3.噬血细胞综合征的病因是什么?

噬血细胞综合征同样可以按照是否存在明确的相关基因异常,而分为原发性和继发性两类。

原发性噬血细胞综合征主要是由于基因缺陷导致的,很多患者都有家族史,且发病年龄一般较早,多数发生于 1 岁以内。目前报道的噬血细胞综合征相关基因有 100 余种,相对明确的致病基因有 17 种。

继发性噬血细胞综合征的发病则与各种潜在疾病有关,包括感染、肿瘤、风湿免疫性疾病等多种诱因,通常没有已知的相关致病基因缺陷及家族史。但是随着基因突变鉴定及对该病认识的不断进步,目前认为某些继发性噬血细胞综合征也存在基因缺陷。

感染是继发性噬血细胞综合征的最常见诱因,包括细菌、真菌、病毒及原虫感染等。其中,病毒感染,尤其是 EB 病毒感染是最常见的触发因素,其他还包括疱疹病毒、巨细胞病毒等感染。此外,癌症患者也易发生噬血细胞综合征,主要是血液系统恶性肿瘤患者,淋巴瘤患者最为常见。急性白血病和淋巴瘤等可在治疗前、中、后并发或继发噬血细胞综合征。

4.噬血细胞综合征是如何发生的?

正常生理情况下,当病毒感染了人体内的细胞或体内出现肿瘤细胞,即出现入侵者时,体内的免疫系统就会发出警报,刺激体内的“士兵”,即免疫细胞中的 CD8$^+$ 细胞毒性 T 细胞和 NK 细胞,释放出“武器”,即两种蛋白质——穿孔素和颗粒酶,然后通过一系列运输过程,最终“杀死”入侵的病毒感染细胞或肿瘤细胞,这时人们的免疫系统才解除警报。

而当人体的免疫系统出现异常时,即“武器”和运输过程出现了问题,则不能清除掉这些入侵者,警报自然不会解除,从而一直刺激免疫系统,最终造成持续、过度但无效的免疫反应。活化的免疫细胞释放促炎细胞因子引起巨噬细胞活化、吞噬功能亢进,并释放大量细胞因子,最终导致细胞因子风暴。以上一系列的病理过程会造成患者的噬血现象、组织损伤、器官衰竭和其他炎症表现。

5.噬血细胞综合征患者会出现什么症状?

噬血细胞综合征是一种损伤多个器官的临床综合征,因此患者经常会出现一系列的症状和体征,包括发热、器官肿大(如淋巴结肿大、肝脾肿大)、神经功能障碍（如脑炎、癫痫发作或昏迷）、水肿、皮肤病学表现，以及肝功能障碍或凝血障碍（如黄疸或瘀斑）。患者通常病情危重，并迅速进展为多器官功能衰竭和死亡。

本病主要的临床表现是抗生素治疗无效的长期发热，可伴有上呼吸道和消化道感染。值得注意的是，持续高热是噬血细胞综合征最常见的临床表现，因此当从间断发热转变为持续发热时，就需要患者提高警惕了。非特异性的胃肠道症状也很常见，包括腹泻、恶心、呕吐、黄疸和腹痛。此外，患者有时可出现神经系统症状，如嗜睡、易激惹、惊厥、颅神经麻痹、共济失调、精神运动性迟滞以及昏迷等。本病常见的体征是肝脾肿大、黄疸。

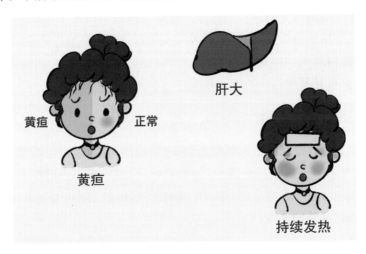

6.噬血细胞综合征患者需要做哪些检查?

噬血细胞综合征进展快，患者通常病情危重，因此及时明确诊断非常重要，而延误诊断则可能导致不良预后。

当患者出现临床上无法解释的持续发热，血细胞减少，伴脾大或肝功能异常时就应高度警惕本病，并要尽早行进一步的检查以明确诊断。铁蛋白≥500微克/升为本病的诊断标准之一，灵敏度达84％。因此，患者首先要检测血清铁蛋白水平，如其显著升高，则对诊断具有强烈的提示意义，这时就要即刻开展本病确诊相关的检测。而对于血清铁蛋白＜500微克/升的患者，则需要进行密切的临床观察，重复评估相关参数。另外，患者需要进行病因诊断，即寻找引起本病的病因，包括相关基因的蛋白表达检测、基因测序、病原学筛查、肿瘤性疾病筛查、风湿免疫性疾病筛查等。

7.如何治疗噬血细胞综合征?

噬血细胞综合征的治疗取决于疾病的病因、诱因和严重程度:

(1)支持治疗:由于本综合征经常出现危及生命的情况,因此支持治疗是必不可少的。

(2)诱导缓解治疗:针对患者过度的炎症反应,可通过使用糖皮质激素和细胞毒药物抑制炎症反应和肿瘤细胞增殖。针对过度的炎症状态的一线治疗方案为 HLH-1994 方案,即依托泊苷联合地塞米松,并进行剂量调整的 8 周诱导治疗。

(3)病因治疗:对于消除引发异常免疫系统激活的因素至关重要,包括血液或淋巴系统肿瘤的联合化疗,感染相关噬血细胞综合征的抗感染治疗等。

(4)异基因造血干细胞移植:原发性噬血细胞综合征预后差,疾病进展迅速,因此需要行异基因造血干细胞移植纠正潜在的基因缺陷。

8.噬血细胞综合征能治愈吗?

噬血细胞综合征是血液科的危重症,病情凶险,临床表现错综复杂,且缺乏特异性,如患者不及时进行合理、有效的治疗,死亡率极高。近年来,随着诊断水平的提高和治疗手段的完善,本病疗效有所改善,但 EB 病毒和淋巴瘤相关噬血细胞综合征预后仍较差。

(刘筱涵 阎树昕 陈春燕)

输血和输血反应

1.人体内含有多少血液? 血液中的各种成分在机体承担了哪些功能?

人体内的血液总量占体重的 7%～8%。血液由血浆和血细胞组成。血浆中的各种电解质参与细胞电活动、酸碱调节等,血浆蛋白参与免疫、运输、凝血、保持渗透压等功能。血细胞包括红细胞、白细胞、血小板,红细胞的主要功能是运输氧气和二氧化碳,白细胞主要参与免疫防御,而血小板主要参与止血。

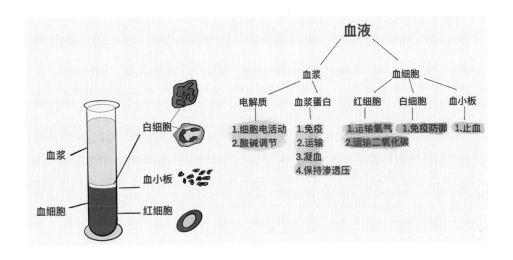

2.为什么输血前要先抽血?

输血前的抽血,很多医院检查的是 ABO＋Rh＋抗筛,以及首次合血。最主要的目的是确定患者的 ABO 血型和 Rh 血型。患者如果输注了血型不合的血液,会发生严重的溶血反应:会在输注十几毫升血液后立即出现输液处皮肤红肿疼痛、寒战、发高烧、呼吸困难、腰背酸痛、头痛、胸闷、心慌,甚至血压下降、休克,随后出现黄疸,严重者会导致急性肾衰竭,使病情雪上加霜。另外,该检查还可以提前排除其他因素,如不规则抗体等导致的溶血反应。

具体地说,ABO＋Rh＋抗筛,首先包括 ABO 血型、Rh 血型。其次就是抗筛检查,它检测的是不规则抗体,又称"红细胞抗体",指的是抗 A、抗 B 以外的血型抗体,如 ABO 亚型抗体和非 ABO 血型系统的抗体。

事实上,除了影视剧中广泛提到的、众所周知的最重要的 ABO 血型系统和 Rh 血型系统外,还有 MNS 血型系统、P 血型系统、Lutheran 血型系统、Kell 血型系统、Lewis 血型系统、Duffy 血型系统等 30 多个人类血型系统。

为了避免不规则抗体可能引起的溶血反应,患者需要进行不规则抗体的筛查,还需要在输血前进行梅毒、艾滋、乙肝、丙肝等疾病的筛查,从而与可能出现的因输血导致的传染病进行鉴别。

合血,主要指的是交叉配血,献血者的红细胞和血清分别与受血人的血清和红细胞混合,观察有无凝集反应。献血者的红细胞与接受输血患者的血清之间进行交叉配血,即交叉配血主侧,如果主侧发生凝集反应,即配血不合,不能进行输血。反之,接受输血患者的红细胞和献血者的血清之间进行的交叉配血,则称为交叉配血次侧。如果主侧不发生凝集反应,而次侧发生了凝集反应,即配血基本相合,可见于将 O 型血输注给其他血型的患者,或者把其他血型的血液输注给 AB 型血的患者。只有在同型血源极度紧缺,万不得已的情况下才可以这样少量输注,在输血过程中要缓慢输注,密切观察患者有无输血反应。

如果交叉配血的两侧都没有发生凝集反应,即配血相合,可以进行输血。即使患者输注同样血型的血液,也需要进行交叉配血,以确定血型鉴定的确无误,同时也可以在一定程度上避免除 ABO 血型系统以外的其他抗原抗体不相容的情况。患者如果抽取首次合血的血样时,距本次输血已超过 3 天,那么就需要进行血样重抽,再次进行交叉配血。

3.什么是 ABO 血型和 Rh 血型?

ABO 血型系统根据红细胞及不同人的血清是否发生凝集,将血型分为 A 型、B 型、AB 型、O 型四种。Rh 血型系统,意为恒河猴血型系统。如果恒河猴红细胞抗体的血清与人类红细胞混合,能发生凝集,即与恒河猴有着相同的红细胞抗原,为 Rh 阳性血型,不能发生凝集的定义为 Rh 阴性血型。有统计数据表明,在我国各族人民中,Rh 阳性的人大约占总人数的 99%,而拥有 Rh 阴性血的人仅占 1%,因此也常常被称作"熊猫血"。

临床上我们首选输注同型血,这主要是为了防止出现因血型不合而产生的严重的溶血反应,这是最严重的输血反应之一。在 ABO 血型不合的情况下尤为严重。ABO 血型不合的血液中,会存在针对献血者红细胞的抗体。如果把这样的血液输注到患者体内,会破坏患者本身的红细胞和供血者的红细胞,在患者体内出现凝集反应。患者会迅速出现皮肤红肿疼痛、胸闷、心悸、高热、寒战等症状,甚至会导致休克、器官衰竭等严重后果。而 Rh 血型不合的输血,情况则与 ABO 血型不合有所不同。人体内不会天然具有抗 Rh 抗体,所以第一次将 Rh 阳性血液输注给 Rh 阴性患者时,一般不会出现明显的输血反应,但会产生抗 Rh 抗体,且 2～4 月后血清中的抗 Rh 抗体会达到一个高峰。然而,给 Rh 阴性患者第二次或多次输注 Rh 阳性血液时,患者体内的抗 Rh 抗体就会与输入体内的红细胞结合,从而破坏红细胞,产生溶血反应。

4."O 型血是万能输血者""AB 型血是万能受血者",这样的说法是科学的吗?

大家曾经普遍认为,O 型血的人是万能输血者,认为 O 型血可以输注给不同血型的人,而 AB 型血的人是万能受血者,也就是说 AB 型血的人可以接受不同血型的血制品输注。

实际上这样的做法是不可取的,只有在紧急情况下,万不得已的时候才能这样做。正如前文所述,当这种情况发生时,患者只能少量缓慢输注,还应密切观察输血过程。

O 型血的人,红细胞表面没有 A 抗原和 B 抗原,血液中有抗 A 和抗 B 抗体。A 型血的人,红细胞表面有 A 抗原,血液中有抗 B 抗体。B 型血的人,红细胞表面有 B 抗原,血液中有抗 A 抗体。AB 型血的人,红细胞表面有 A 抗原和 B 抗原,血液中既没有抗 A 抗体也没有抗 B 抗体。如果把 O 型血输注给 A 型血、B 型血和 AB 型血的人,抗 A 和抗 B 抗体就会和红细胞表面相应的抗原结合,发生凝集反应,破坏受血者的红细胞,而供血者的红细胞不会被破坏。同样地,如果把 A 型血、B 型血或 O 型血输注给 AB 型血的人,那么供血者的血液中的抗体也会破坏 AB 型受血者的红细胞,而供血者的红细胞不会被破坏。

由此可见,"O 型血是万能输血者""AB 型血是万能受血者"这样的说法是不科学的。

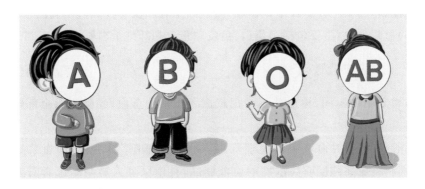

5.为什么不提倡亲属间直接输血?

在影视剧中,常常出现这样的桥段,患者因为外伤、疾病等原因,急需输血,焦急的亲属一撸袖子,说自己与患者血型相同,就要给患者输血。但实际上,即使满足了血型相合这一输血的首要条件,原则上也不应让亲属间直接输血。这是因为亲属间的淋巴细胞相似,当受血者的免疫力降低时,免疫系统不能有效识别并杀灭这些细胞,它们就会在受血者体内增殖,攻击受血者的细胞。因此,亲属间的直接输血会大大提高输血相关移植物抗宿主病的概率,该病发病后会加重患者病情,甚至危及生命,而且该病的病死率很高。

6.血液成分制品有哪些?

血液成分制品,主要分为血细胞(红细胞、白细胞、血小板)、血浆、血浆蛋白成分:

(1)红细胞制品:主要有浓缩红细胞、洗涤红细胞、冰冻红细胞、去白细胞的红细胞和辐照红细胞。1个单位浓缩红细胞是 200 毫升全血分出的红细胞量,110～120 毫升。洗涤红细胞,是通过将红细胞悬液洗涤 3 次制备而成的血液制品,去除了肝炎病毒和抗 A 抗体、抗 B 抗体,含有少量血浆、无功能白细胞和血小板。冰冻红细胞不含血浆,在含甘油媒介且≤－80 ℃环境中可以保存 3 年及以上的时间。去白细胞的红细胞,即去除了 90% 白细胞。辐照红细胞,即用射线照射灭活活性的淋巴细胞的红细胞制剂,用来预防输血相关移植物抗宿主病的发生。

(2)白细胞制品:目前很少使用。

(3)血小板制品:可通过机器单采或手工法制备。

(4)血浆成分:主要包括新鲜冰冻血浆、冰冻血浆和冷沉淀。新鲜冰冻血浆中的凝血因子Ⅷ和Ⅴ多于冰冻血浆。冷沉淀即新鲜冰冻血浆在 4 ℃融解时不融的沉淀物,其中主要有纤维蛋白原、凝血因子Ⅷ和血管性假血友病因子。

(5)血浆蛋白:主要包括白蛋白、免疫球蛋白和纤维蛋白原。

7.什么是成分输血?

与想象中的不同,输血并不是把献血者所献的全血,经检测后全部输入患者体内。

一般来说,会对血液中的血细胞(红细胞、白细胞、血小板)和血浆进行分离,分别制备成高纯度或高浓度的血液制品,再由医务人员判断患者需要输注哪一种血液制品,也就是说"缺什么成分输什么成分"。例如,贫血患者主要需要输注红细胞;出血性疾病及凝血异常性疾病患者,主要需要输注凝血因子、血浆或冷沉淀等;而血小板减少的患者,主要需要输注血小板。

成分输血,一方面使输血治疗更具针对性,减少输血相关不良反应的发生;另一方面可充分利用宝贵的血液资源,在某种程度上可缓解血源紧张的现象。

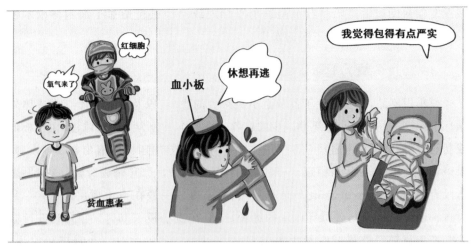

贫血输红细胞　　　　血小板减少输浓缩血小板　　　　烧伤患者输血浆

8.可以给患者输注白细胞吗?

白细胞输注后可引起很多并发症。由于白细胞表面人类白细胞抗原的存在,输白细胞容易引起患者发生同种免疫。此外,巨细胞病毒感染更为常见,白细胞聚集也可能在患者肺部形成微小栓子。若患者需要提高白细胞数量,则可选择升白药物。其良好效果也替代了白细胞输注。

9.在什么情况下需要给患者输红细胞?

血细胞成分主要分为红细胞、白细胞、血小板。贫血的患者可以输注红细胞,但不是每一位贫血的患者都需要通过输注红细胞来解决问题。也就是说,输注红细胞是有适应证的,而且,输注不同的红细胞成分也是有不同指征的。

通常来说,当患者血红蛋白低于 60 克/升时,可考虑输红细胞。浓缩红细胞在同样多的液体中相对其他红细胞制品含有更多红细胞,因此输入它不会过多增加心脏的负担,适用于心功能不全患者的输血。此外,各种急性失血、慢性贫血患者也可以输注浓缩红细胞。洗涤红细胞,由于洗去了白细胞、抗 A 抗体、抗 B 抗体等成分,适用于对白细胞凝集素有发热反应的患者,以及肾功能不全、排钾功能下降、不能耐受库存血中高钾的患者。冰冻红细胞,因为保存时间长,所以适用于稀有血型的保存、自身红细胞的储存。此外,因为它不含血浆,也适用于洗涤红细胞所适用的人群。去白细胞的红细胞可有效减少人类白细胞抗原的同种免疫,因此适用于多次输血后产生白细胞抗体的患者,以及预计长期或反复输血的患者。辐照红细胞适用于计划或已经进行造血干细胞移植术后的患者,减少移植物抗宿主病的发生。

10.在什么情况下需要给患者输血小板?

血小板制品,主要应用于各种血小板减少的患者,以及大量输库存血或体外循环手术等情况下血小板迅速减少的患者。输血小板分为预防性输注(血小板低或功能障碍,但没有出血)和治疗性输注(血小板低或功能障碍,有出血表现)。如果患者没有出血,且病情稳定,一般在血小板$\leqslant 10 \times 10^9/$升时进行输注;如果患者没有出血,病情不稳定(比如伴有发热、感染等),一般在血小板$< 20 \times 10^9/$升时进行输注。准备行腰椎穿刺术的患者,一般在血小板$< 50 \times 10^9/$升时进行输注。准备行神经外科或眼科手术的患者,一般在$\leqslant 100 \times 10^9/$升时进行输注。如果患者有活动性出血,则应维持血小板计数在$50 \times 10^9/$升。理论上70千克体重的成人输注1个单位血小板,血小板计数可以升高$(4 \sim 8) \times 10^9/$升。

11.在什么情况下需要给患者输血浆制品?

血浆制品中,新鲜冰冻血浆和冰冻血浆可以用于多种凝血因子缺乏、肝胆等疾病引起的凝血障碍和大量输注库存血后有出血倾向的患者。新鲜冰冻血浆由于成分上的差异,更加适用于血友病或因凝血因子Ⅷ、Ⅴ缺乏导致出血的患者。冷沉淀则适用于纤维蛋白原缺乏及血友病甲(凝血因子Ⅷ缺乏)患者。

血浆蛋白成分中,白蛋白适用于肝病、营养不良或消耗性疾病(如重症感染、肿瘤性疾病等)等原因导致的低白蛋白血症。免疫球蛋白,分为正常的丙种球蛋白和针对特定疾病的免疫球蛋白,前者可用于低球蛋白血症引起的重症感染以及免疫支持治疗,后者可用于预防或治疗特定传染性疾病。浓缩凝血因子适用于各种凝血因子缺乏症,如血友病等。

12.在输血过程中需要关注患者哪些不良反应?

输血过程中可能出现多种不良反应,但只要严格掌握输血指征,遵守输血规程,大部分不良反应是可以预防的。

(1)发热反应:是最常见的输血不良反应之一。它常常发生在输血早期的15分钟至2小时内,患者体温可达$39 \sim 40 \, ℃$,同时出现畏寒(即"害冷")、寒战(即"打哆嗦")等情况,常伴有头痛、恶心、皮肤潮红、出汗等症状。大多数患者在30分钟至2小时逐渐缓解,但少数反应严重者可出现抽搐、呼吸困难、血压下降、昏迷等症状。

（2）溶血反应：是最严重的输血不良反应。绝大多数是因为患者输注了ABO血型不合的血液，也可能是因为接受输血的患者含有自身抗体，这些自身抗体不仅攻击自己的红细胞，也攻击供血者的红细胞。

（3）过敏反应：发生率大约为3%，患者可能出现瘙痒、荨麻疹等常见过敏症状，严重者则会出现呼吸困难，甚至过敏性休克。其发生机制主要是过敏体质患者对血液中的蛋白质等成分过敏。

（4）输血相关的急性肺损伤：血浆中存在的供者白细胞抗体与受体的同源抗原结合，导致了患者的肺损伤，常常出现在输血后1～6小时内。患者可能出现呼吸困难、肺水肿、缺氧、发热、血压降低等症状，但在及时吸氧、气管插管、使用呼吸机等有效治疗后，可以得到缓解。

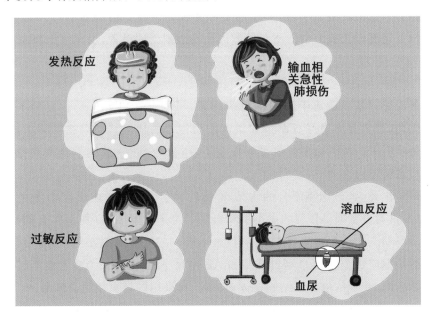

13.患者在输血过程中出现发热可能有哪些原因？

患者在输血时出现发热反应，主要有以下两个原因：

（1）免疫反应：常发生在生育过一个以上孩子的女性和多次接受输血的患者。这些人群的体内有白细胞或血小板抗体，再次输血时就会与血制品中残留的白细胞或血小板结合，从而导致机体发热。为了预防免疫反应，通常选择输注洗涤红细胞或去白红细胞。

（2）致热源或细菌污染：如果输血用具被细菌代谢产物致热源污染，或被细菌污染，患者也可出现发热。

14.患者发生哪些不良反应时需要停止输血?

患者如果发生了发热反应，不一定需要停止输血。如果患者症状较轻，可放慢输血速度，但严重者需要停止输血。患者出现畏寒、寒战时，应注意保暖。当患者出现发热时可口服解热镇痛药或给予物理降温，严重者可使用糖皮质激素等药物退热。

当患者发生过敏反应时，如果仅有皮肤瘙痒和荨麻疹，可暂停输血，给予口服苯海拉明等抗组胺药物，严重者（肺水肿、喉头水肿等情况时）应立即停止输血并予以抗过敏治疗。

患者一旦出现溶血反应，必须马上停止输血。对于出现细菌污染的患者，以及输血速度过快或心功能不全等原因而不能耐受的患者，也应停止输血。

15.接受过异基因造血干细胞移植的患者在输血过程中需要注意什么?

接受过异基因造血干细胞移植的患者，可能存在供者与受者血型不同情况。因此，患者会出现原有血型和供者血型混合的情况。如果患者移植成功，就会逐步转变为供者血型。供受者血型不合，分为 ABO 血型不合及其他红细胞血型系统不合。

对于主要 ABO 血型不合的情况，移植后早期应输受者血型或 O 型的红细胞，以及供者血型或 AB 型的血小板和血浆。对于次要 ABO 血型不合的情况，移植后早期应给予受者血型的血浆和血小板。ABO 血型主次要双向不合时，移植后早期应给予洗涤 O 型红细胞和 AB 型血小板、血浆。当受者血型转变为与供者相同，受者抗供者红细胞抗体消失时，可采用供者血型的血制品。

此外，应用辐照后的血液制品，可预防输血相关移植物抗宿主病。

16.输血会感染传染病吗?

乙肝、丙肝、梅毒、艾滋、巨细胞病毒感染等疾病，是可以通过输血传播的，但由于我们现在的输血前检验已非常完善，所以通过输血感染传染病的风险已经非常低了。然而由于窗口期的存在，不能完全保证输血一定不会感染传染性疾病。

17.什么是加压输血？

加压输血，是指为了达到一定输血速度，可使用徒手挤压、三通管连接注射器、精密型 Clear-cuff 输血加压袋的方式，其中最后这种方式使用方便，加压均匀。加压输血一般用于失血过多患者。

18.能不能多条静脉通路同时输血液中的各种成分？

理论上是可以的，但为了避免发生输血反应时难以判断是哪种血制品出了问题，因此不同静脉通路之间应错峰输血，即在一条静脉通路冲管时，另一条静脉通路输血。

19.长期反复输血对人体会有什么影响？

患者在长期反复输血后，体内会产生白细胞抗体，因此输血时容易出现发热等输血不良反应。

此外，长期输血有可能产生血小板抗体，造成普通血小板输注无效，需要改为特配血小板输注。随着患者输血次数的增加，感染传染性疾病的风险也随之增加。而且长期反复输血会引起患者铁过载，甚至造成血色病，所以患者应规律进行祛铁治疗。

（李世洁　尹小林）

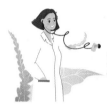

造血干细胞移植

1.什么是造血干细胞？

造血干细胞是一类可以维持终身持续造血的细胞群体，具有增殖、变成各种成熟血细胞和自我更新的能力。造血干细胞来源于红骨髓，可以通过血液循环从骨髓来到外周血。

2.什么是造血干细胞移植？

造血干细胞移植，英文简称 HSCT，是指对患者进行全身照射、化疗和免疫抑制预处理后，将正常供体或自体造血干细胞回输患者体内，以重建患者造血及免疫功能，达到治疗某些疾病的目的。

3.哪些疾病需要接受造血干细胞移植？

造血干细胞移植是恶性血液病（如白血病、骨髓增生异常综合征、淋巴瘤、多发性骨髓瘤）、非恶性血液病（如重型再生障碍性贫血、镰状细胞病、地中海贫血）、先天遗传代谢病（如黏多糖病）、免疫系统疾病和其他疾病等的治疗方法。

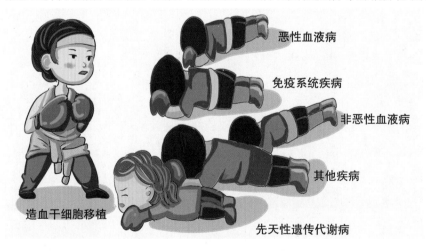

恶性血液病

免疫系统疾病

非恶性血液病

其他疾病

造血干细胞移植

先天性遗传代谢病

4.哪些患者能够接受造血干细胞移植?

有造血干细胞移植治疗的适应证,经医生评估处于移植的最佳时期时的患者,可接受造血干细胞移植。

5.造血干细胞移植有哪些风险?

(1)预处理毒性:在进行移植前,患者需要先接受大剂量放化疗为移植做准备,部分患者会出现呕吐、膀胱炎、水肿、黏膜炎、急性肝肾功能损害等症状。

(2)感染:尽管移植是在移植仓中进行的,也会常规预防性应用抗生素,但感染仍是移植患者要面临的重大挑战。

(3)移植物抗宿主病:是异基因移植特有的并发症,也是移植治疗相关死亡的主要原因,患者可出现皮肤红斑丘疹、厌食呕吐、肝功能异常。若为慢性移植物抗宿主病,患者可出现全身各处的不适。

6.造血干细胞移植与其他治疗方法有什么区别?

造血干细胞移植与其他治疗方法的区别如下:

(1)药物治疗:如化疗是通过给患者口服或静脉注射药物来抑制或杀死癌细胞,这些药物可能会对正常细胞产生毒性作用,导致患者发生一系列不良反应。而造血干细胞移植则是通过替换患者的异常造血系统,使其恢复正常功能。

(2)放疗:是使用高能射线杀死癌细胞,同样也会对正常细胞造成损伤。与放疗相比,造血干细胞移植可以更快地恢复患者的造血功能,减少因放疗而导致的不良反应。

(3)免疫疗法:是通过增强患者自身的免疫力,或者利用外源性的免疫物质来攻击癌细胞。而造血干细胞移植则可以提供一个新的免疫系统,增强患者对癌细胞的免疫力。

综上所述,造血干细胞移植与其他治疗方法相比,具有更直接、更全面地恢复患者的造血功能和免疫功能的优势。然而,造血干细胞移植也存在一些风险和不良反应,但并不是所有的血液疾病都需要行造血干细胞移植,患者应遵医嘱选择适合自己的治疗方法。

7.造血干细胞移植有哪些类型?

(1)根据造血干细胞取自健康供者还是患者本身,造血干细胞移植被分为异体移植和自体移植。异体移植又分为异基因移植和同基因移植,同基因移植是指遗传基因完全相同的同卵孪生者之间的移植,供受者之间不存在移植物被排斥和移植物抗宿主病等问题。

(2)根据造血干细胞的来源,又分为骨髓移植、外周血干细胞移植和脐血移植。最早认为骨髓是造血干细胞的唯一来源,后来发现造血干细胞还存在于外周血和脐带血中。

(3)根据供受者有无血缘关系,造血干细胞移植又被分为亲缘移植和非亲缘移植。

8.骨髓、外周血和脐带血移植有什么区别?

健康人的造血干细胞主要位于骨髓,如果要进行外周血造血干细胞移植,则需要动员骨髓中的造血干细胞进入外周血。

外周血造血干细胞移植具有造血恢复快的特点,但患者发生移植物抗宿主病的概率高于骨髓移植。

脐血中所含的造血干细胞更加不成熟,因此患者在移植后造血恢复更慢,且更易发生感染。

9.有必要冻存自体脐带血吗?

与骨髓移植和外周血造血干细胞移植相比较,虽然脐血中干细胞数量较少,但脐血移植也是一种安全有效的治疗方式。因此,有条件的家庭可考虑冻存脐带血。

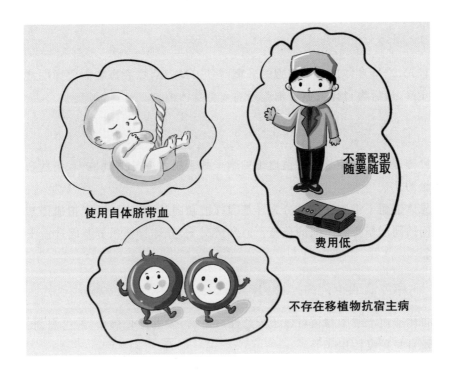

使用自体脐带血

不需要配型
随要随取

费用低

不存在移植物抗宿主病

10.患者没存过脐血能进行脐血移植吗?

可以。患者可以通过脐血库查找配型相合的脐血进行移植。

11.骨髓移植和外周血干细胞移植哪个更好?

外周血干细胞移植相较于骨髓移植的优点包括采集更安全、移植后造血和免疫功能恢复更快、抗复发效应更强,缺点是更易发生移植物抗宿主反应。

如果患者移植后复发的危险性不大,建议选择骨髓移植;如果移植后复发的危险性较大,建议选择外周血干细胞移植。

12.什么是自体造血干细胞移植?

自体造血干细胞移植,是指移植的供者是患者本人,即取患者自己的造血干细胞进行移植。通过自体造血干细胞移植,可以消除或控制病变的造血细胞,同时重建患者的免疫系统,提高生存率和生活质量。

进行自体造血干细胞移植的患者要同时满足两个条件:一方面,患者能被采集足够量的未被肿瘤细胞污染的造血干细胞,另一方面就是患者病情允许被采集足够量的造血干细胞。

13.自体造血干细胞移植的过程是怎样的?

首先,进行自体造血干细胞的采集,并进行冻存,然后患者需要择期接受大剂量化疗,最后将自体造血干细胞回输入患者体内。

14.什么是异体造血干细胞移植?

异体造血干细胞移植的造血干细胞来源于患者以外的其他人,包括亲缘和非亲缘的。

异体造血干细胞移植又分为异基因移植和同基因移植,后者指遗传基因完全相同的同卵孪生者之间的移植。通常情况下,异体移植指异基因造血干细胞移植。

15.自体造血干细胞移植和异体造血干细胞移植分别适用于什么病?

自体造血干细胞移植可以治疗急性白血病、多发性骨髓瘤、淋巴瘤、实体肿瘤以及自身免疫性疾病等。

异体造血干细胞移植可以治疗多种血液系统良恶性疾病,如白血病、骨髓增生异常综合征、骨髓增殖性肿瘤、浆细胞疾病、淋巴瘤、重型再生障碍性贫血,以及实体瘤、原发性免疫缺陷、遗传性代谢异常和自身免疫性疾病等。

由于某些疾病如急性白血病,既可选择自体移植,也可选择异体移植,因此患者应根据医生建议及自身情况全面考虑。

16.什么是全相合、半相合?

进行造血干细胞移植前,需要对供者和受者的人类白细胞抗原基因进行匹配。与造血干细胞移植成功密切相关的基因只有 6～10 个,配型时所说的人类白细胞抗原相合的点数就是说的这几个基因。

供者与受者的人类白细胞抗原配型完全相同就是全相合;配型只有部分相合为半相合。

17.人类白细胞抗原配型相合的点数是越多越好吗?

对于无关供者移植,人类白细胞抗原配型相合的点数越多则移植成功的可能性越大。但对于亲缘单倍体(亲缘半相合)移植,人类白细胞抗原配型相合的点数多少,对移植效果没有明显影响。

18.是选择亲缘单倍体移植,还是等待骨髓库配型成功?

目前的研究显示,亲缘单倍体移植和无关供者移植的效果是类似的。由于等待骨髓库配型成功所需的时间较长,患者将会面临疾病进展或错过移植时机的风险。

患者如果选择亲缘单倍体移植,则无需漫长的等待,一旦有合适的供者就可以立即启动移植。选择亲缘单倍体的另一个优势是,当疾病有复发迹象时,更易得到亲缘供者的淋巴细胞进行后续治疗。

19.有多个可选的亲缘供者时,优先选择哪些供者?

在选择亲缘供者进行造血干细胞移植时,优先考虑以下几个因素:

(1)人类白细胞抗原配型匹配度:匹配度越高,移植成功的概率越大。因此,优先选择人类白细胞抗原配型全相合的亲缘供者。

(2)亲缘关系:一般来说,同胞兄弟姐妹的人类白细胞抗原配型匹配度更高,因为他们有更高的遗传相似性。所以,患者如果有同胞兄弟姐妹的话,他们通常是首选的供者。

(3)年龄和健康状况:供者的年龄和健康状况也是考虑因素,年轻且健康的供者更有可能提供更多和更健康的造血干细胞。

(4)性别:造血干细胞移植时优先考虑男性供者和父系供者。这是因为男性供者在遗传上只有一个 X 染色体,而女性供者有两个 X 染色体,由于 X 染色体上的基因会影响免疫反应和移植排斥反应,所以选择男性供者可以减少移植排斥的风险,而且父系供者与受者之间的人类白细胞抗原配型匹配也更容易。此外,男性供者和父系供者的造血干细胞数量和质量通常更好,有助于增大移植成功的概率。

要注意的是,以上因素只是一般性的考虑,医生还会根据血型、抗体等具体情况提出建议。

20.供者和受者血型不同会影响移植效果吗?

供者和受者的血型不同并不会影响移植效果,但在血型不合的移植中,患者可能会出现溶血反应。不过对于溶血反应都有相应的措施去处理,患者不需要特别担心。另外,移植后受者的血型可能发生改变,所以移植后患者如需要输血,要选择合适血型的血液制品。

21.捐献造血干细胞的流程是怎样的?

捐献造血干细胞分为两种:捐献骨髓或捐献外周血。前期进行配型、供者体检,确定后签署捐献同意书。捐献外周血需要先进行动员,将骨髓中的造血干细胞动员到外周血中,然后进行外周血或骨髓的采集。

22.哪些人可以捐献造血干细胞?

(1)身体健康:没有严重的心、肺、肾、肝等重要脏器疾病,没有精神疾病,没有传染性疾病、肿瘤、活动性感染等。

(2)年龄:非亲缘供者在 18~45 岁,亲缘供者在 15~60 岁,但没有明确的界限。

(3)基础病:如果供者有高血压、糖尿病等基础病,在控制良好、没有并发症的情况下,也可考虑成为供者。

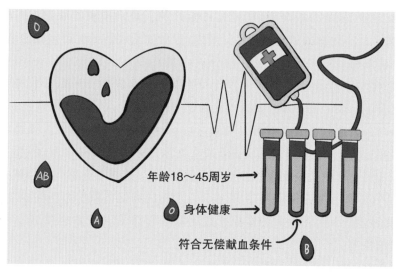

23.捐献造血干细胞前供者需要做哪些检查项目?

在捐献前,供者会进行血液、尿液、大便常规、感染性指标筛查、胸片、心电图、腹部 B 超、心理评估等,主要是为了确保供者身体情况可耐受造血干细胞的采集,且没有不适合捐献造血干细胞的情况。

24.捐献造血干细胞是取哪里的干细胞?

(1)捐献外周血:通常取双侧肘部的血液,无需进入手术室、无需麻醉,疼痛轻微。

(2)捐献骨髓:在无菌室内,通常取臀部两侧髂骨的骨髓,但会对供者给予麻醉,采集过程中供者不会感受到明显疼痛。

25.捐献造血干细胞对身体伤害大吗?

捐献造血干细胞最常见的不良反应是穿刺部位疼痛,但程度轻微、时间短暂。部分人会出现疲乏、头晕、恶心等不良反应,不同的人感觉不同,通常程度并不严重。

26.供者捐献造血干细胞前后有什么要注意的吗?

供者捐献前的准备阶段:供者应尽量减少外出、多睡眠、避免劳累,调整好心态和保持良好的身体状态;可多食用高蛋白、含铁、钙、维生素丰富的食物,如瘦肉、蛋、奶、水果等,尽量少食用油腻的食物和海鲜等。

捐献造血干细胞后:供者应注意观察穿刺点有无出血、红肿;饮食与捐献前准备阶段基本一致;应注意休息,避免劳累,遵医嘱按时服药和检查,如有不适及时就诊。

27.造血干细胞动员时捐献者可能会有哪些不适?

使用造血干细胞动员剂后,供者可能出现短暂骨痛、肌肉酸痛、疲倦等,但在停药后可消失,不会影响供者的造血功能。

28.移植时输入的干细胞是越多越好吗?

造血干细胞移植后,患者造血功能重建的关键是输入造血干细胞的数量和质量。输入造血干细胞的数量既不能太多,又不能太少。造血干细胞太少会造成移植的效果不好,而太多则可能会加重患者的移植物抗宿主病。具体需要多少造血干细胞,医生会根据患者的情况进行计算,所以家属和患者不要过于担心。

29.进行造血干细胞移植的步骤有哪些?

进行造血干细胞移植通常分为三个步骤:

(1)移植前准备:供者受者配型,做相关的检查,评估患者的状态,做好移植准备。

(2)移植进行中:患者独自在密闭无菌的层流洁净病房(即通常说的"移植仓"或"无菌仓")里接受预处理后,将健康造血干细胞输入患者体内,等待患者的造血重建。

(3)移植后恢复:移植后出院的患者,仍需定期随诊复查,定时服药,做好生活习惯的管理。

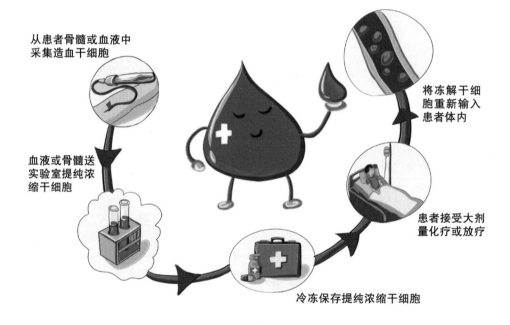

从患者骨髓或血液中采集造血干细胞

血液或骨髓送实验室提纯浓缩干细胞

将冻解干细胞重新输入患者体内

患者接受大剂量化疗或放疗

冷冻保存提纯浓缩干细胞

30.为什么移植需要预处理?

预处理是移植前给予患者大剂量化疗、放疗或免疫抑制剂。目的是杀死患者体内的癌细胞,为新的健康细胞生长腾出空间,并削弱患者的免疫系统,以免患者的免疫系统对移植的造血干细胞产生排斥。

31.什么是"清髓"和"非清髓"方案?

传统的预处理是"清髓"方案,也就是应用大剂量放化疗,最大限度地清除体内癌细胞。这种方案治疗得更彻底，但毒性大，并发症多，老年患者不宜耐受。

近些年，采用的"非清髓"方案，降低了预处理强度，使毒性下降，让患者更容易耐受。

32.什么是白细胞"零"期？

造血干细胞移植前的预处理会造成严重骨髓抑制，患者查血常规时会发现白细胞降到很低，一般会低于 $0.1\times10^9/L$[正常人白细胞在$(4\sim10)\times10^9/L$]，这一时期被称为白细胞"零"期。

33.为什么造血干细胞移植的患者要住层流病房？

在白细胞"零"期，患者抵抗力非常低，极易发生严重感染，因此需要入住层流病房。

34.造血干细胞是怎样移植入患者体内的？

预先采集的造血干细胞，通过特定管路输入患者体内，过程与输血类似。

35.如何判断移植是否成功？

造血干细胞移植成功的表现主要包括：造血重建，即患者白细胞、红细胞、血小板恢复正常；细胞免疫与体液免疫恢复；植入造血干细胞比例稳定；原发病没有复发；没有严重并发症等。

36.什么是移植物抗宿主病？

移植物抗宿主病是异基因造血干细胞移植后的并发症，是供体的造血干细胞在受者体内植活后，将受者身体当作敌人进行免疫攻击所导致的。即使供者、受者人类白细胞抗原配型全相合，仍有 30% 的概率发生严重的移植物抗宿主反应。

37.移植后患者要吃多久预防移植物抗宿主病的药物？

根据患者造血干细胞移植类型不同，预防移植物抗宿主病的免疫抑制剂通常服用 $6\sim12$ 个月，不需要终身服用。患者应严格遵循医嘱，规律服药。

38.为什么造血干细胞移植成功后,患者还要定期抽骨髓或者抽血化验?

移植后患者仍然面临着感染、其他并发症,甚至复发的风险,通过定期化验检查,可尽早发现问题并及时做出相应处理。移植后,患者刚开始应每周复查一次,1年后可每年复查1~2次。

39.造血干细胞移植后疾病就算根治了吗?

一般来说,患者和医生对于"根治"的定义有所不同。以白血病为例,如果患者超过5年没有复发的证据,医生会说他达到了"临床治愈",但个别患者在造血干细胞移植5年后,仍有可能出现复发。

40.患者在移植造血干细胞后复发该怎么办?

患者在移植造血干细胞后应定期复查,更容易及时发现病情复发的迹象,即当在骨髓中发现微小残留病灶后,可通过减停免疫抑制剂、给予干扰素及供者淋巴细胞输注等措施来避免病情复发。

如果患者出现细胞学复发,可再次进行联合化疗、供者淋巴细胞输注,或再行造血干细胞移植、应用新的靶向药以及参加临床试验等。

41.自体造血干细胞移植后还能接受异体造血干细胞移植吗?

如果患者自体造血干细胞移植后出现病情复发,在经过化疗再次达到完全缓解后是可以考虑行异体造血干细胞移植的,但两次移植的时间应间隔3个月以上。

42.接受造血干细胞移植会对身体造成远期损害吗?

在接受造血干细胞移植后,患者可能会出现疲乏无力、眼干嘴干、反复感染及排异反应,或出现味觉、性格、习惯等方面的改变,而恢复的时间和程度因人而异。患者无需对造血干细胞移植产生太大的恐惧心理,应积极寻求家人、朋友及医生的帮助。

43.患者接受移植后会影响怀孕和生育吗?

患者接受造血干细胞移植确实有可能影响生育功能。移植前预处理除了会杀灭肿瘤细胞,同时也对人体正常细胞造成了损害,因此有可能会影响患者的生殖能力。但这种损害不是绝对的,医生在选择治疗方案时,也会考虑患者的生育情况。

目前,尚无证据证明造血干细胞移植后患者所生的孩子更易有缺陷。通常认为,患者在造血干细胞移植 3～5 年后,考虑生育更加安全。

44.接受移植后,患者在日常生活中需要注意什么?

造血干细胞移植后的患者,日常生活中应注意如下事项:

(1)预防感染:选择干净通风的环境居住,避免接触宠物;不随意去人员聚集的地方;饭前便后应洗手;避免翻看旧书、整理发霉物品;饮食方面应干净卫生,不吃隔夜食物。

(2)注意休息,避免过度劳累。

(3)严格遵循医嘱,规律服用药物,如有不适,及时就医。

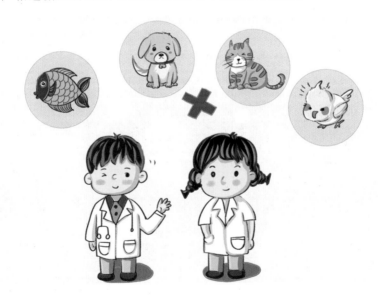

45.患者接受移植后出现哪些症状需要及时就医?

造血干细胞移植是一个复杂的过程,患者出院期间仍要注意定期随访。如果患者出现感染症状,如发热、寒战、咳嗽、咳痰、腹痛、腹泻、尿频、尿急、尿灼热感,以及无法控制的出血、突发头晕头痛等,均需要及时就医。

46.患者接受移植后多久能恢复正常生活？

随着移植后患者造血功能和免疫功能的逐步恢复，当各项化验指标达到或接近正常值时，就可以逐渐恢复正常的生活和工作。

根据移植类型不同，患者恢复正常生活及工作需要 3～12 个月的时间。如果患者康复过程不顺利，或从事特殊工种，恢复的时间还要视情况适当延长。患者在决定恢复正常生活和工作之前，一定要先咨询医生。

（孙洺山　王湘玉）

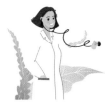

血液肿瘤免疫治疗

1.什么是免疫治疗？

正常情况下，每个人的免疫系统都具有强大的免疫监测功能，可识别和清除体内异常的细胞。然而在恶性肿瘤患者体内，癌细胞可通过各种机制破坏人体的免疫功能，最终出现恶性增殖，数量不断增加。肿瘤免疫治疗的目的是增强患者机体的免疫功能，提高机体免疫细胞识别与清除肿瘤细胞的能力，消灭肿瘤细胞进而治愈肿瘤。

2.免疫治疗有哪些种类？

免疫治疗包括多种类型，如细菌感染疗法、注射疫苗、细胞因子治疗、单克隆抗体、抗体偶联药物、免疫检查点抑制剂、过继细胞治疗。

3.什么是细菌感染疗法？

细菌感染疗法是人类历史上最早可追溯的免疫治疗，大约起源于一百多年前。当时美国外科医生威廉·科利教授注意到灭活的化脓性链球菌和金黄色葡萄球菌毒素能够控制某些癌症的生长，于是首次尝试利用"细菌疗法"激活免疫系统治疗癌症。后来科学界将这种毒素称为科利（Coley）毒素。

4.注射哪些疫苗可以治疗或预防癌症？

（1）卡介苗：卡介苗最早由法国科学家卡尔梅特和介朗研制，是用牛型结核杆菌制成的减毒活疫苗，最初用于预防结核病，但效果不是很理想。后来的研究发现，卡介苗是一个很好的免疫辅佐剂，能增强宿主的免疫反应。用卡介苗刺激免疫反应治疗膀胱癌就是一个经典例子，这种方法直到今天仍在使用。

（2）病毒疫苗：注射乙型肝炎（HBV）疫苗、人乳头瘤病毒（HPV）疫苗等，能预防致癌病毒感染,这些疫苗被称为"病毒疫苗"。还有一些正在研制中的疫苗,如黑素瘤相关抗原 A3 疫苗也是病毒疫苗。

5.什么是细胞因子治疗?

1976 年,科学家发现了第一种细胞因子——白细胞介素 2(IL-2),它能增强 T 细胞功能,具有免疫刺激特性,使用大剂量白细胞介素-2 可使癌细胞衰减。此后,科学家又发现干扰素 α(IFN-α)具有诱导肿瘤细胞衰老和凋亡的作用,目前用于治疗骨髓增殖性肿瘤。

6.什么是单克隆抗体?

20 世纪 70 年代,米尔斯坦和科勒教授率先在实验室将 B 淋巴细胞和骨髓瘤细胞融合形成"杂交瘤"细胞,这种细胞既能大量增殖又能产生特异性抗体,即单克隆抗体,被称为"生物导弹"。人体细胞表面都有其标志性的白细胞分化抗原,即 CD 分子。有些肿瘤细胞高度表达特定的 CD 分子,而正常细胞为不表达或低表达。针对这些 CD 分子,可制备只攻击肿瘤细胞而不攻击正常细胞的单克隆抗体,达到专一清除肿瘤细胞的效果。

7.血液病中常用的单克隆抗体有哪些?

血液病中常用的单克隆抗体包括 CD20 单抗、CD38 单抗、CD52 单抗。

(1)CD20 单抗:用于治疗 B 细胞来源的非霍奇金淋巴瘤,包括利妥昔单抗、奥妥珠单抗。

(2)达雷妥尤单抗:为 CD38 单抗,主要治疗难治复发性多发性骨髓瘤。

(3)阿伦珠单抗:为 CD52 单抗,主要用于治疗慢性淋巴白血病(CLL)。

8.抗体偶联药物是什么?

抗体偶联药物是由单克隆抗体和细胞毒药物通过特殊方式联结在一起的药物。单克隆抗体特异性识别肿瘤细胞的表面抗原,形成抗原抗体复合物,通过肿瘤细胞的内吞作用进入细胞,使细胞毒药物在肿瘤细胞内释放出来发挥杀死肿瘤细胞的作用。这些化疗药物在进入肿瘤细胞之后才释放,精准靶向肿瘤细胞,增强化疗药物效果的同时,也降低了化疗药物的不良反应。

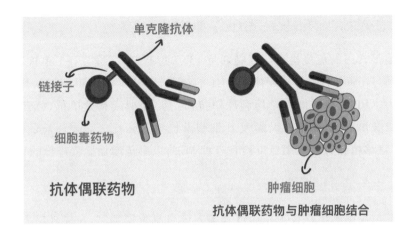

9.血液病中常用的抗体偶联药物有哪些?

(1)吉妥珠单抗:是靶向 CD33 单抗与抗肿瘤抗生素卡奇霉素偶联而成,主要用于治疗 CD33 阳性的急性髓性白血病。

(2)维布妥昔单抗:是靶向 CD30 单抗与微管蛋白的聚合抑制剂偶联,用于复发或难治性系统性间变性大细胞淋巴瘤、复发或难治性经典型霍奇金淋巴瘤。

(3)奥加伊妥珠单抗:是靶向 CD22 单抗与细胞毒制剂卡奇霉素偶联而成,用于治疗急性 B 淋巴细胞白血病,特别是成年复发性或难治性急性前体 B 淋巴细胞白血病。

(4)维泊妥珠单抗:是靶向 CD79b 的单抗与微管蛋白聚合抑制剂偶联而成的,用于治疗弥漫性大 B 细胞淋巴瘤,研究显示其显著降低患者的复发风险。

10.什么是免疫检查点抑制剂?

免疫检查点分子是表达在免疫细胞表面、调节免疫反应强度的一类分子。大多数免疫检查点分子是抑制性分子,可与正常细胞表面的配体相结合启动"免疫刹车",从而起到防止免疫细胞误伤正常细胞的作用。肿瘤细胞也会表达免疫检查点分子的配体,从而逃避 T 细胞的攻击以存活下来。T 细胞膜表面有两种重要的免疫检查点,即 PD-1 和细胞毒性 T 淋巴细胞相关蛋白 4(CTLA-4)。免疫检查点抑制剂通过阻断免疫检查点分子,使受抑制的 T 细胞"再激活",进而清除肿瘤细胞。

11.血液病中常用的免疫检查点抑制剂有哪些?

目前最常用的免疫检查点抑制剂是 PD-1 抑制剂,又称"PD-1 单抗"。PD-1 抑制剂通过阻断 PD-1 与其配体 PD-L1 的结合,恢复 T 细胞识别与杀伤肿瘤细胞的能力。PD-1 抑制剂有帕博利珠单抗(K 药)和纳武利尤单抗(O 药),主要用于霍奇金淋巴瘤、原发性纵隔大 B 细胞淋巴瘤的治疗。需要注意的是,骨髓移植、器官移植患者应慎用免疫检查点抑制剂,以避免增加器官排异的风险。

12.什么是过继细胞治疗?

过继免疫细胞治疗技术系通过采集人体自身免疫细胞,在体外培养扩增并增加靶向杀伤功能,然后再回输到患者体内,从而杀灭血液及组织中的癌细胞。其中,最著名的是 CAR-T 疗法。CAR-T 细胞治疗已在临床试验中显示出良好的靶向性、杀伤性和持久性,为免疫细胞治疗提供了新的解决方案。CAR-T 疗法的大致流程是从患者血液中分离 T 细胞,在体外进行基因修饰,以增强其对肿瘤细胞的靶向杀伤能力。然后将这些"改造"后的 T 细胞在体外大量培养扩增,最后输入患者体内继续繁殖,以识别并杀灭肿瘤细胞。

13.CAR-T 疗法在哪些血液病中发挥了作用?

CAR-T 疗法在血液系统恶性肿瘤治疗中发挥着重要的作用,目前主要用于难治复发急性淋巴细胞白血病、非霍奇金淋巴瘤、多发性骨髓瘤的治疗。目前,国内已有两款 CAR-T 制剂——阿基仑赛注射液与瑞基奥仑塞注射液获得中国国家食品药品监督管理总局批准上市。

14.接受免疫治疗的患者会有哪些不良反应?

免疫治疗由于会使免疫细胞过度活跃、体内炎症因子增多、自身免疫抗体增多,而造成诸多不良反应。这些不良反应通常累及多个系统,如消化、呼吸、内分泌以及皮肤、肝、肾等各个器官:

(1)皮肤:患者主要表现为皮炎、瘙痒、斑丘疹等。

(2)消化道:患者主要是自身免疫性胃肠炎,表现为恶心、呕吐、腹痛、腹泻、便血、黏液样便等。

(3)呼吸系统:患者主要是免疫相关性肺炎,表现为咳嗽、咳痰、呼吸困难、胸痛等。

（4）肝脏和胰腺损伤：患者的共同表现是腹部疼痛；肝脏损伤时出现黄疸，以及转氨酶、胆红素升高；胰腺损伤时出现淀粉酶、脂肪酶升高。

（5）内分泌系统：主要是甲状腺疾病，患者既可表现为甲状腺功能亢进（怕热、易怒、食欲亢进、体重减轻），也可表现为甲状腺机能减退（怕冷、嗜睡、淡漠、体重增加）。

（6）肌肉和骨骼损伤：患者主要表现为类风湿性关节炎，肌肉疼痛无力、肌酸激酶升高等。

（7）肾脏损伤：患者可有双下肢水肿，血尿，尿量减少，血肌酐、血尿素氮升高等。

（8）神经系统损伤：主要是中枢神经系统损伤，患者表现为头痛、认知或语言障碍；其次是周围神经病变，患者表现为感觉异常如手套感、袜子感，肢体麻木或不自主抖动等。

（9）心脏损伤：主要是免疫治疗相关性心肌炎，患者表现为胸闷、胸痛、心悸、呼吸困难，甚至发生心衰或者休克等。

（10）眼部损伤：主要表现为视物模糊、异物症、飞蚊症、色觉异常等。

15.如何预防或者处理这些不良反应？

虽然免疫治疗的不良反应累及多个系统，但大部分是可逆的。特别是合并免疫性疾病，如系统性红斑狼疮、溃疡性结肠炎、重症肌无力、银屑病的患者，更容易出现治疗后的不良反应，应当权衡治疗作用与不良反应之间的利弊，并进行严密监测。如果患者在免疫治疗过程中发生不良反应，应及时停药，并针对受损的器官支持治疗。对于特别严重的不良反应，可以使用糖皮质激素或细胞毒类药物治疗。

（刘振一　杨柳）

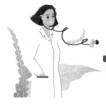

骨髓穿刺术和腰椎穿刺术

骨髓穿刺术

1.什么是骨髓穿刺？

骨髓穿刺是用穿刺针刺入骨质到达骨髓腔，采集骨髓液和（或）骨髓活检组织的一项血液系统疾病常用的诊断技术。

骨髓是人体主要的造血器官，对骨髓液和骨髓组织进行检验分析可明确机体造血情况。骨髓检验项目，包括骨髓细胞学检测、染色体核型分析、基因突变检查、细胞免疫分型等。这些检查对血液系统疾病的诊断、分型、鉴别诊断十分重要。

2.患者出现哪些情况时需要做骨髓穿刺检查？

（1）患者出现不明原因的外周血红细胞、白细胞、血小板数量异常或形态异常。

（2）各种血液系统疾病：如贫血、白血病、多发性骨髓瘤、骨髓增生异常综合征、原发免疫性血小板减少症等疾病的患者，以及需要了解淋巴瘤、实体肿瘤有无骨髓转移的患者。

（3）患者出现不明原因的肝、脾、淋巴结肿大，以及长期原因不明的发热。

（4）恶性血液系统疾病：如需进行白血病病情评估和治疗效果评价者，可通过该检查判断疾病是缓解、进展还是复发。

（5）某些细菌、寄生虫感染：需要行骨髓穿刺培养骨髓液，以确诊病原体。

3.哪些患者不能做骨髓穿刺检查？

（1）血友病及严重的凝血功能障碍者。

（2）穿刺部位感染者。

（3）妊娠妇女。

4.骨髓穿刺的操作过程是怎样的？

（1）术前准备：操作前医生要核对患者信息，向家属说明穿刺目的和注意事项，并让患者或家属签署知情同意书。

（2）选择穿刺点：髂后上棘穿刺点最常用，也最安全，穿刺时患者取侧卧位。其他穿刺点还包括髂前上棘、胸骨柄、腰椎棘突。

（3）穿刺具体步骤：消毒、铺无菌洞巾、麻醉、穿刺、抽吸骨髓液、拔除穿刺针。

（4）操作完成后，用纱布稍加按压几分钟，无菌纱布覆盖穿刺部位，并包扎固定。患者应注意观察穿刺部位有无出血，穿刺处 3 日内保持干燥。

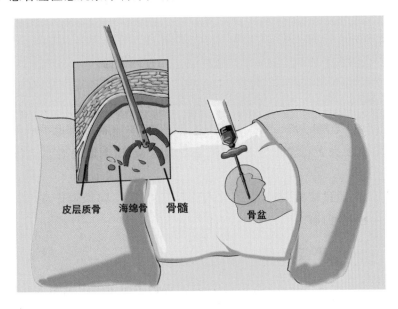

皮层质骨　海绵骨　骨髓　　　骨盆

5.进行骨髓穿刺者有哪些注意事项？

患者术前应常规行凝血功能检查，确定无凝血功能异常。如患者有麻醉药过敏史，应提前告知医生。进针时患者尽量不要移动，如果出现紧张、大汗淋漓、脉搏明显增快等情况，应立即告知医生。

抽吸骨髓时患者会有酸胀感，这属于正常现象。术后患者应注意穿刺部位有无红肿热痛或出血不止等情况。

6.骨髓穿刺会引起其他损害吗？

骨髓是人体最大的组织之一，有 1600～3700 克。它是造血器官，每天都在不断更新。骨髓穿刺抽取的骨髓液，只占人体骨髓的极少部分，因此对人体不会造成损害。对于再生障碍性贫血的患者，常需要多部位穿刺，采用胸骨穿刺时，由于胸骨骨质较薄，穿刺时应避免穿透对侧骨皮质，以免伤及心脏和大血管。

（刘振一　周其锋）

腰椎穿刺术

1.患者为什么要做腰椎穿刺？

患者行腰椎穿刺的目的包括协助诊断和治疗两方面。

（1）协助诊断：白血病是起源于骨髓造血干细胞的恶性克隆性疾病，癌细胞可通过血液循环浸润全身组织器官。如急性淋巴细胞白血病较易侵犯中枢神经系统，患者可出现头痛、恶心、呕吐、抽搐、昏迷等，此时要考虑中枢神经系统白血病，并需要患者行腰椎穿刺，留取脑脊液送检，以判断患者是否有白血病细胞。

（2）治疗：通过腰椎穿刺，在椎管内注射氨甲蝶呤、阿糖胞苷及地塞米松治疗中枢神经系统白血病。

2.哪些患者不能做腰椎穿刺？

（1）颅内压明显增高者：如有视盘水肿、颅内占位等情况的患者，进行腰椎穿刺引流脑脊液会有发生脑疝的危险。

（2）血友病和凝血功能障碍：穿刺后易导致椎管内大量出血。

（3）穿刺局部感染。

（4）处于休克、衰竭、濒危的患者。

3.腰椎穿刺的具体操作过程是怎样的？

（1）术前准备：操作前医生要核对患者的信息，查看相关资料，全面了解患者的病情,并向患者家属说明穿刺目的和注意事项,让患者或家属签署知情同意书。

(2)患者体位:为侧卧位,靠近床沿,头向前胸部屈曲,双手抱膝,使其紧靠腹部。

(3)确定穿刺点:一般以第3～4腰椎间隙为首选穿刺点,有时也可以上移或下移一个腰椎间隙穿刺。

(4)穿刺具体步骤:消毒、铺无菌洞巾、麻醉、穿刺、测脑脊液压力、采集脑脊液、拔除穿刺针。

(5)操作完成后,医生会用纱布稍加按压几分钟,观察穿刺局部有无出血,然后用无菌纱布覆盖穿刺部位,并包扎固定。

(6)术后患者应去枕平卧4～6小时,并保持穿刺处干燥3日。

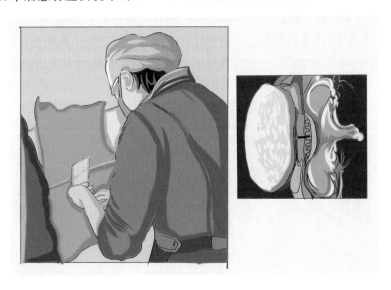

4.腰椎穿刺有哪些注意事项?

一般来说,患者术前应常规行血常规、凝血功能检查,排除血小板过低、凝血功能障碍和颅内压增高现象。患者如有休克及循环衰竭,严禁行腰椎穿刺。进针时患者应尽量避免身体移动,如出现紧张、大汗淋漓、脉搏加快等情况,应随时告知医生。术后患者应观察穿刺部位有无红肿热痛或出血倾向,并注意有无头痛、发热、肢体麻木等情况。

5.腰椎穿刺会引起其他损害吗?

腰椎穿刺虽然是一项常规的操作,但也有可能出现一些并发症:

(1)低颅压综合征:是脑脊液外流过多所致。患者多在术后 24 小时内发生头痛,特点是枕后搏动性头痛,平卧时消失,坐起后加重,严重时可伴有恶心、呕吐或眩晕。患者穿刺后去枕平卧 6 小时,并增加液体入量可以预防低颅压综合征的发生。

(2)脑疝形成:颅内压增高的患者,在穿刺时或术后均有可能发生脑疝,患者可突然呼吸停止、意识不清或抽搐,甚至心脏停搏。如果发生脑疝,应进行甘露醇脱水利尿治疗,严重者应立即抢救,进行心肺功能支持。

(3)血性脑脊液:是腰椎穿刺针误伤椎管内静脉丛所致,患者往往出现短暂性的腰腿痛等症状,进行一般对症处理即可,出血常可自行停止。

(4)颅内感染:因消毒不严格或者操作不规范所致,患者表现为发热、头痛、脑膜刺激征、血象升高等,应尽早进行抗生素治疗,以免病情恶化。

(刘振一　周其锋)

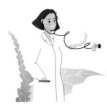

血液病常用实验室检查

血常规

1.什么是血常规和血涂片？

血常规检测：又称"全血细胞计数"，是指抽取患者的静脉血（通常为肘静脉血），通过血细胞分析仪分析每升血液中红细胞、白细胞、血小板的数量以及血红蛋白浓度，测定血细胞体积，对白细胞进行分类等。

血涂片检查：将外周血涂在玻片上并染色，然后在显微镜下观察各类血细胞形态、查找异常细胞或复核血小板计数。

2.血常规主要检测项目的正常值是多少？

项目	男性	女性	新生儿
红细胞计数（RBC，10^{12}/L）	4.0～5.5	3.5～5.0	6.0～7.0
血细胞比容（HCT）	40%～50%	36%～45%	36%～50%
血红蛋白浓度（HGB，g/L）	120～160	110～150	170～200
平均红细胞体积（MCV，fL）	80～100		97～109
平均血红蛋白含量（MCH，pg）	26～38		

续表

项目	男性	女性	新生儿
平均血红蛋白浓度 （MCHC，g/L）	300～360		
白细胞计数 （WBC，10⁹/L）	4～10		15～20
单核细胞计数 （MON，10⁹/L）	0.3～0.8		
单核细胞比例 （MON%）	3%～10%		
中性粒细胞计数 （NEU，10⁹/L）	2.0～7.5		
中性粒细胞比例 （NEU%）	50%～70%		
淋巴细胞计数 （LY，10⁹/L）	0.8～4.0		
淋巴细胞比值 （LY%）	17%～50%		
血小板计数 （PLT，10⁹/L）	100～300		

3.血涂片检查的意义是什么?

临床上,当血常规结果或白细胞分类有异常时,可进行血涂片检查。此外,如果患者有骨痛、乏力、发热、黄疸、出血、体重下降、肝脾或淋巴结肿大等症状或体征,怀疑是血液系统疾病引起时,也可行血涂片检查。血涂片检查可在显微镜下直接观察血细胞的形态、数量有无异常,主要用于以下三个方面。

（1）检查红细胞形态

1）红细胞形态异常:主要有球形细胞、椭圆形细胞、口形细胞、靶形细胞、镰形细胞、泪滴形细胞、棘形细胞、裂细胞、红细胞缗钱状排列等。

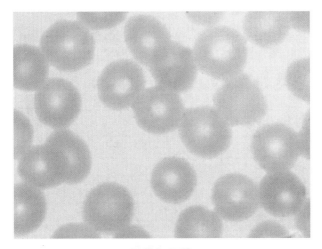

正常红细胞

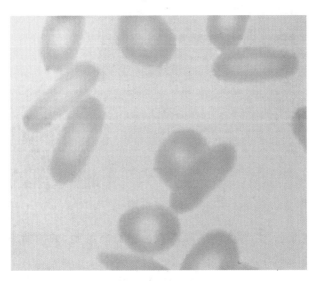

椭圆红细胞

2)红细胞着色异常:主要分为低色素性(见于缺铁性贫血、地中海贫血、铁粒幼细胞性贫血),高色素性(见于巨幼细胞性贫血及遗传性球形红细胞增多症),嗜多色性(见于增生性贫血)。

3)红细胞结构异常:嗜碱性点彩用于慢性重金属(铅)中毒的辅助诊断,卡波环见于铅中毒及巨幼细胞性贫血;有核红细胞见于溶血性贫血、红白血病、骨髓纤维化、骨髓转移癌等。

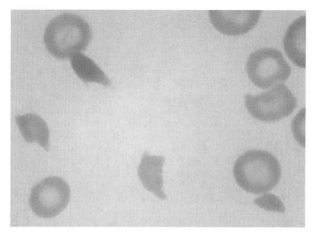

破碎红细胞

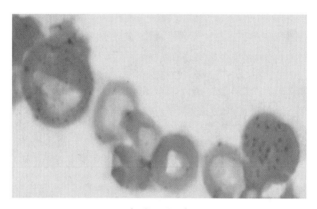

点彩红细胞

（2）白细胞形态：主要是观察确认有无白血病细胞，如原始或幼稚粒细胞、单核细胞、淋巴细胞等。

（3）复核血小板计数：用于排除假性血小板减少。

4.红细胞数量增多见于哪些疾病？

红细胞数量增多，指单位容积血液中红细胞数（RBC）和血红蛋白数（HGB）高于正常值上限。通常以血红蛋白数为准，即男性血红蛋白数＞160克/升，女性血红蛋白数＞150克/升。红细胞数量增多可分为相对性增多和绝对性增多。

相对性增多是由于血浆容量减少从而使红细胞容量相对性增加，主要见于严重腹泻、大面积烧伤、尿崩症、甲状腺功能亢进危象等。

绝对性增多可分为继发性和原发性增多两种。继发性红细胞增多是指促红细胞生成素增加从而使红细胞生成增多,可见于居住在高原地区的居民(生理性)、慢性心肺疾病患者(病理性)等。原发性红细胞增多,即真性红细胞增多症,属于骨髓增殖性肿瘤。

5.什么是网织红细胞?

网织红细胞是尚未完全成熟的红细胞,是晚幼红细胞脱核后到完全成熟之前的过渡型细胞,是红细胞的前身。

6.网织红细胞增高及降低的临床意义是什么?

(1)正常参考值:网织红细胞百分比为 0.5%～1.5%(成人),网织红细胞绝对值为(24～84)×10^9/升(成人)。

(2)临床意义:用于评价骨髓造血功能,即网织红细胞计数增高表示骨髓红细胞增生旺盛,见于各种增生性贫血;网织红细胞计数减少表示骨髓造血功能减低或骨髓受抑,见于再生障碍性贫血,以及化疗、放疗后患者骨髓受抑。

7.红细胞沉降率增快的临床意义是什么?

(1)正常参考值:男性 0～15 毫米/小时,女性 0～20 毫米/小时。

(2)血沉增快的临床意义

1)生理性增快:见于月经期、妊娠 3 个月以上的女性和 60 岁以上的老人。

2)病理性增快:见于各种炎症,严重组织损伤或坏死;恶性肿瘤(肿瘤分泌糖蛋白、组织坏死、继发感染及贫血所致);引起球蛋白增高的疾病(如肝硬化、慢性肾炎、系统性红斑狼疮、多发性骨髓瘤、巨球蛋白血症、黑热病);贫血、高胆固醇血症等。

(郑月月　周其锋)

染色体检查

1.什么是染色体检查?

染色体检查又称"染色体核型分析",是将细胞进行短期培养后,经过制片及显带技术,在显微镜下观察分裂中期的染色体,以此来确定染色体的结构和数目有无异常。

正常人体细胞有 46 条染色体,其中包括 22 对常染色体和 1 对性染色体,男性为 46,XY,女性为 46,XX。染色体异常包括染色体数目异常和染色体结构异常,数目异常可出现染色体单条、多条或成倍的增减,结构异常可出现染色体的易位、倒位、插入、缺失等情况。

2.染色体检查在血液科疾病的应用有哪些?

染色体检查是恶性血液病诊断、治疗和判断预后的重要手段:

(1)诊断:恶性血液病的发生与染色体异常密切相关,目前恶性血液疾病需根据细胞形态学、免疫学和细胞遗传学(即染色体核型)和分子生物学(即MICM)联合诊断,因此染色体检查是 MICM 联合诊断恶性血液病所必需的。

(2)治疗:一些疾病与特定的染色体突变相关,如慢性粒细胞白血病 9 号和 22 号染色体的易位,形成 *BCR-ABL* 融合基因,这是酪氨酸酶抑制剂治疗的基础,这一研究成果使慢性粒细胞白血病的治疗取得了突破性的进展,极大延长了患者的生存期,同时使用酪氨酸酶抑制剂的药物治疗后复查染色体有利于评估治疗效果。

(3)判断预后:染色体突变还会影响患者预后,如复杂核型(≥3 种突变)提示预后不良,初诊时进行染色体检查,根据检查结果进行预后分组,实现个体化治疗,改善患者预后。

(郑月月　阎树昕)

流式细胞术

1.什么是流式细胞术?

流式细胞术是指使用流式细胞仪对单个细胞或亚细胞结构进行计数,以及对细胞性状及功能状态等进行定性或定量检测分析的技术。流式细胞仪有一根很细的管道,只允许单个细胞通过,由于不同的细胞分子表面携带有不同的标记物,当单个细胞通过管道时,利用抗原抗体反应的原理,对检查的每个细胞进行分子标记物检查,计算出通过的细胞的数量以及这些细胞含有哪种分子表面标记物,从而实现细胞的分选。

2.流式细胞术在血液疾病诊断方面都有哪些应用?

流式细胞术在血液疾病诊断方面应用比较广泛,具体如下:

(1)白血病免疫分型:流式细胞术常用于急性白血病的免疫分型,可区分急性淋巴细胞白血病与急性非淋巴细胞白血病,以及白血病的亚型。

(2)白血病微小残留病监测:急性白血病患者在获得完全血液学缓解后,体内还存在极少量的残留白血病细胞,这些细胞在光学显微镜下难以发现和检出,但通过流式细胞术便可轻松检测出来。

(3)阵发性睡眠性血红蛋白尿症的诊断:用流式细胞术检测该病患者血细胞膜上的 CD55、CD59 和红细胞葡萄糖磷酸异构酶,比传统检测(如酸溶血试验)具有更高的特异性和灵敏度。

(4)造血干细胞移植:在造血干细胞移植供体的筛选中,通过流式细胞术测定供体白细胞表面抗原配型可选择出最为合适的供体,提高移植成功率。

(郑月月　王媛媛)

PCR 技术

1.什么是 PCR 技术?

PCR 又称"聚合酶链式反应",是一种基因扩增技术,用于检测核酸(如DNA、RNA 等)。它就像一个超级克隆机器,在几小时内将微量存在的核酸反复扩增,从而使它增多到能够检测的程度以便进行核酸结构和功能的分析。这个过程就像是利用复印机复印资料,一份原版纸质版资料,通过复印机可复印出非常多份相同的资料。

2.在血液疾病中,PCR 技术主要应用于哪些方面?

PCR 技术因为有灵敏度高、耐受性好、突变定量等优点,在血液疾病诊疗中应用广泛。目前主要应用于以下几个方面:

(1)检测融合基因:融合基因是指在某种机制作用下,基因组中原有的不相干的基因片段错误地拼接在一起形成的新的基因片段,白血病融合基因检测可以用于区分白血病的不同亚型,也可以作为确定诊断的依据。

（2）监测微小残留病灶：微小残留病灶是指恶性血液病经过治疗，血液学达到完全缓解后体内仍残存的微量肿瘤细胞，这些微量的肿瘤细胞通过显微镜等传统方法难以检测，其存在与肿瘤复发密切相关。PCR 技术对微小残留病灶敏感度较高，是微小残留病灶监测的重要手段。

（3）检测基因重排：在淋巴细胞早期发育时，B 细胞中的 *Ig* 基因及 T 细胞中的 *TCR* 基因发生特定顺序重排，使得每个淋巴细胞都有独特的重排形式，这保证了正常免疫反应中的抗原受体多样性。而当发生淋巴瘤时，恶性肿瘤细胞具有共同起源，基因重排为单克隆性。因此，利用 PCR 技术检测基因重排可辅助鉴别增生淋巴细胞的良恶性，若结果呈单克隆性，则通常提示为肿瘤性增生；若为多克隆性，则通常提示为淋巴细胞反应性增生。

（4）造血干细胞移植后嵌合体监测：嵌合体是指在异体造血干细胞移植后，受者体内存在供者来源的细胞，同时移植物内也存在受者来源的细胞，供受者双方细胞共存的现象。根据供者细胞嵌合率可分为完全嵌合状态、混合嵌合状态、微嵌合状态，通过 PCR 相关技术检测嵌合体对于判断移植是否成功及移植后免疫抑制剂的合理应用有着重要意义。

（5）检测原癌基因或抑癌基因：原癌基因突变、扩增、过量表达及抑癌基因失活等与肿瘤的形成密切相关。随着近年来 PCR 相关技术的发展，PCR 不仅可以检测到基因突变，而且还可以实现突变的定量。这就像是利用电脑浏览器搜索姓名叫张三的人，大家不仅能知道有无叫张三的人，还能看到全国范围内叫张三的具体人数。

（孟晴　王媛媛）

FISH 技术

1.什么是 FISH？

FISH 又称"荧光原位杂交"，基本原理是将已知的带有荧光素的单链核酸探针与被检测的靶基因进行杂交，依据碱基互补配对原理，经过变性、退火和复性，即可形成靶基因与核酸探针的杂交体，经荧光检测体系可在镜下对待测基因进行定性、定量或相对定位分析。

例如分别用带有红色荧光素的 *ABL* 探针和绿色荧光素的 *BCR* 探针标记 9

号染色体及 22 号染色体,若未发生染色体易位,则在镜下可看到互相不融合的 2 个红色信号和 2 个绿色信号。但如果出现 t(9;22)染色体易位,9 号染色体和 22 号染色体错误地拼接在一起,就可以看到 1 个红色信号、1 个绿色信号和融合信号(比如黄色信号)。

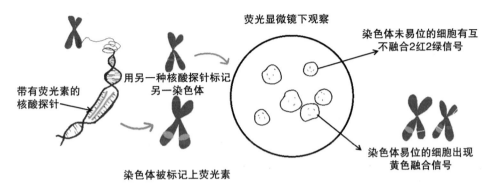

2.FISH 在血液恶性肿瘤诊断中有哪些应用?

FISH 技术在血液肿瘤诊断、疗效评价、异性移植效果监测中都发挥着重要作用:

(1)用于血液肿瘤的诊断:血液肿瘤中一些染色体的改变与疾病分型有很大相关性,检测出这些染色体异常,可以帮助临床医生更加快速有效地诊断疾病。

(2)评估疗效和发现疾病早期复发:某些血液肿瘤患者经过治疗后,体内肿瘤细胞数量显著减少,因此通过 FISH 检测会发现标本异常染色体消失,可用于评估患者疗效。如果血液肿瘤患者定期复查 FISH 时,再次出现异常染色体,则提示疾病早期复发。

(3)监测异性别骨髓移植效果:进行了异性别造血干细胞移植的患者,通过检测骨髓或者外周血细胞中的性染色体占比变化可判断移植效果,有利于指导移植后治疗和预测复发。

(孟晴 王媛媛)

二代测序

1.什么是二代测序?

DNA测序技术一直是分子生物学相关研究中最常用的技术手段之一,第一代测序技术在一次化学反应中只能得到一条序列的读段(读段指一段已经测出碱基排列结果的DNA序列),并且该过程需要的时间比较长,所以想要获得大量序列时,测序时间和测序成本也会大幅度增加。

二代测序技术又叫"高通量测序技术",测序过程中最多可以同时对几百万条DNA分子进行测序,极大程度上提高了测序的通量和速度,减少了测序的时间和成本,具有速度快、通量高、灵敏度高、成本低的特点。

2.二代测序的原理是什么?

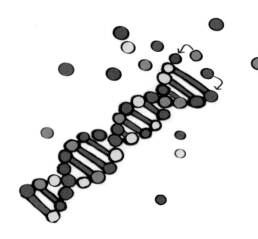

DNA是由四种脱氧核糖核酸(dATP、dCTP、dGTP、dTTP)构成的双链结构,很像夜晚挂在树上的一串串小灯泡,而四种脱氧核糖核酸相当于单个的小灯泡。

如果分别用不同的颜色标记不同的脱氧核糖核酸,那么合成DNA的过程类似将不同颜色的单个小灯泡串连起来。这样每连上一个脱氧核糖核酸,研究者就会通过仪器观察到不同的颜色,从而确定DNA中脱氧核糖核酸的排列顺序。

3.在血液疾病诊断和治疗中,二代测序有哪些应用?

二代测序在血液疾病的应用主要包括诊断分型、预后判断、指导治疗、微小残留检测、克隆演变等:

(1)疾病诊断分型:白血病WHO分型标准将原始细胞≥骨髓有核细胞的20%作为诊断白血病的标准。但若伴有某些特定遗传学异常,即使原始细胞不足骨髓有核细胞的 20%，也可以诊断为白血病。二代测序技术可检测出这些遗传学异常，从而进行疾病的诊断分型。

（2）判断疾病预后：血液肿瘤患者的某些分子标志与疾病预后相关，应用二代测序技术检测到相应的基因突变，有助于判断疾病预后。

（3）指导疾病治疗：一方面，二代测序基因突变检测可发现血液疾病患者的异常分子靶点，从而使靶向治疗成为可能。另一方面，基因突变可以导致对某些药物的敏感或者耐受，及时检测这些突变有助于治疗方案的调整。

（4）微小残留病灶监测：疾病的复发率是决定预后的重要指标，肿瘤治疗后微小残留病灶的存在被认为是肿瘤复发的根源，在临床复发之前检测分子复发为早期干预提供了机会。二代测序是监测微小残留病灶的一种重要手段。

（5）监测异常克隆的变化：血液肿瘤进展过程中会伴随动态的克隆演变，可发生新的基因突变或者原有基因突变负荷的改变，二代测序技术能监测这些变化，有利于了解疾病进展和调整患者的治疗方案。

（孟晴　王媛媛）

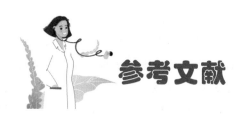

参考文献

1.[美]肯尼斯·柯尚斯基.威廉姆斯血液学[M].陈竺,陈赛娟,主译.北京:人民卫生出版社,2018.

2.陈孝平,汪建平,赵继宗.外科学[M].9版.北京:人民卫生出版社,2018.

3.葛均波,徐永健,王辰.内科学[M].9版.北京:人民卫生出版社,2018.

4.国家卫生健康委员会.2022中国卫生健康统计年鉴[M].北京:中国协和医科大学出版社,2022.

5.黄晓军,吴德沛.内科学血液内科分册[M].2版.北京:人民卫生出版社,2022.

6.黄晓军.造血干细胞移植问与答[M].北京:人民卫生出版社,2014.

7.姜保国,陈红主.中国医学生临床技能操作指南[M].3版.北京:人民卫生出版社,2020.

8.王辰,王建安.内科学[M].3版.北京:人民卫生出版社,2015.

9.王建祥.血液病诊疗规范[M].2版.北京:中国协和医科大学出版社,2020.

10.王庭槐.生理学[M].9版.北京:人民卫生出版社,2018.

11.张之南,郝玉书.血液病学[M].2版.北京:人民卫生出版社,2011.

12.杜欣,孙爱华,孔佩艳,等.造血干细胞移植后早期感染的预防及护理[J].西部医学,2010,22(7):1338-1340.

13.付蓉.再生障碍性贫血诊断与治疗中国专家共识(2017年版)[J].中华血液学杂志,2017,38(1):5.

14.国家卫生健康委办公厅.儿童血友病诊疗规范(2019年版)[J].全科医学临床与教育,2020,18(1):4-9.

15.胡豫,梅恒.弥散性血管内凝血诊断中国专家共识(2017年版)[J].中华血液学杂志,2017,38(5):361-363.

16.姜淑芳.PCR在恶性血液病分子检测中的应用[J].实用医药杂志,2002(11):872-873.

17.李莉娟,张连生.缺铁性贫血规范化诊治的若干问题[J].中华医学杂志,2021,101(40):3266-3270.

18.临床输血技术规范[J].中国卫生法制,2000(4):42-43+37.

19.刘峰,刘榕孜,周吉成.血型不合造血干细胞移植患者术后血型鉴定及输血策略的研究进展[J].国际检验医学杂志,2022,43(14):1776-1780.

20.罗光荣."熊猫血"人群注意啥[J].家庭医药,2014(11):80-81.

21.马军.中国急性早幼粒细胞白血病诊疗指南(2018年版)[J].中华血液学杂志,2018,39(3):179-183.

22.孟雨,白玉贤.肿瘤免疫治疗引起的常见免疫不良事件及相关问题总结分析[J].现代肿瘤医学,2022,30(18):3418-3422.

23.全军重症医学专业委员会,中华医学会检验医学分会.中国成人重症患者血小板减少诊疗专家共识[J].解放军医学杂志,2020,45(5):457-474.

24.戎永楚,余权力,徐坚强.巨幼细胞性贫血若干形态学的认识[J].中华医学杂志,2010,90(22):1574-1576.

25.阮祥燕.造血干细胞移植女童患者生育力保护中国专家共识[J].中国临床医生杂志,2022,50(9):1027-1032.

26.商璇,吴学东,张新华,等.β-地中海贫血的临床实践指南[J].中华医学遗传学杂志,2020,37(3):9.

27.滕孝静,刘伟,毕阔,等.循环荧光原位杂交在淋巴瘤诊断中的价值研究[J].临床和实验医学杂志,2022,21(13):1345-1348.

28.王金悦,吕桂香,高旭.部分常见单克隆抗体药物在抗肿瘤治疗中的应用及研究进展[J].生命的化学,2022,42(5):950-960.

29.王平,苟阳,彭贤贵,等.专家共识解读:二代测序如何辅助血液肿瘤的临床诊治[J].海南医学,2019,30(21):2721-2724.

30.王师,张孟源,童能胜,等.流式细胞术在临床检验中的应用[J].检验医学与临床,2017,14(6):897-898+902.

31.吴润晖.儿童血友病家庭治疗专家共识[J].中国实用儿科杂志,2021,36(12):881-889.

32.项安易,李全林,周平红.幽门螺杆菌检测方法研究进展[J].中华消化杂志,2022,42(11):789-792.

33.杨慧,姜润秋,郭睿,等.4种荧光原位杂交探针检测隐匿易位急性早幼粒细胞白血病的比较[J].江苏大学学报(医学版),2023,33(1):57-62.

34.杨仁池.关于我国血友病诊疗的几点思考[J].血栓与止血学,2022,28(5):1135-1138.

35.赵晓甦,常英军.急性髓系白血病的规范化诊断和预后分层[J].中华内科杂志,2021,60(3):259-263.

36.赵欣楠,于兆进,魏敏杰.肿瘤免疫治疗的研究进展[J].解剖科学进展,2015,21(4):415-418.

37.中国抗癌协会淋巴瘤专业委员会,中国医师协会肿瘤医师分会,中国医疗保健国际交流促进会肿瘤内科分会.中国淋巴瘤治疗指南(2021年版)[J].中华肿瘤杂志,2021,43(7):707-735.

38.中国抗癌协会血液肿瘤专业委员会,中华医学会血液学分会白血病淋巴瘤学组.中国成人急性淋巴细胞白血病诊断与治疗指南(2021年版)[J].中华血液学杂志,2021,42(9):705-716.

39.中国系统性轻链型淀粉样变性协作组,国家肾脏疾病临床医学研究中心,国家血液系统疾病临床医学研究中心,等.系统性轻链型淀粉样变性诊断和治疗指南(2021年修订)[J].中华医学杂志,2021,101(22):11.

40.中国医师协会血液科医师分会,中华医学会儿科学分会血液学组,噬血细胞综合征中国专家联盟.中国噬血细胞综合征诊断与治疗指南(2022年版)[J].中华医学杂志,2022,102(20):1492-1499.

41.中国医师协会血液医师分会,中华医学会血液学分会.中国多发性骨髓瘤诊疗指南(2022年版)[J].中华内科杂志,2022,61(5):480-487.

42.中华医学会肝病学分会,中华医学会感染病学分会.慢性乙型肝炎防治指南(2022年版)[J].中华肝脏病杂志,2022,30(12):1309-1331.

43.中华医学会血液学分会.慢性髓性白血病中国诊断与治疗指南（2020 年版）[J].中华血液学杂志,2020,41(5)：353-364.

44.中华医学会血液学分会白血病淋巴瘤学组.原发性骨髓纤维化诊断与治疗中国指南（2019 年版)[J].中华血液学杂志,2019,40(1)：1-7.

45.中华医学会血液学分会白血病淋巴瘤学组.真性红细胞增多症诊断与治疗中国指南（2022 年版)[J].中华血液学杂志,2022,43(7):537-541.

46.中华医学会血液学分会白血病淋巴瘤学组.中国成人急性髓系白血病（非急性早幼粒细胞白血病)诊疗指南（2021 年版)[J].中华血液学杂志,2021,42(8):617-623.

47.中华医学会血液学分会红细胞疾病（贫血)学组.铁缺乏症和缺铁性贫血诊治和预防的多学科专家共识（2022 年版)[J].中华医学杂志,2022,102(41):3246-3256.

48.中华医学会血液学分会血栓与止血学组,中国血友病协作组.获得性血友病 A 诊断与治疗中国指南（2021 年版)[J].中华血液学杂志,2021,42(10):793-799.

49.中华医学会血液学分会血栓与止血学组,中国血友病协作组.血友病诊断与治疗中国专家共识（2017 年版）[J].中华血液学杂志,2017,38（5）:364-370.

50.中华医学会血液学分会血栓与止血学组.成人原发免疫性血小板减少症诊断与治疗中国指南（2020 年版）[J].中华血液学杂志,2020,41(8):617-623.

51.中华医学会血液学分会血栓与止血学组.血栓性血小板减少性紫癜诊断与治疗中国专家共识（2012 年版）[J].中华血液学杂志,2012,33(11):983-984.

52. AYMAN S, MARCOS D L, SARAH A, et al. Hematopoietic cell transplantation, version 2.2020, nccn clinical practice guidelines in oncology[J]. Journal of the National Comprehensive Cancer Network,2020,18(5):599-634.

53.KHOURY J D, SOLARY E, ABLA O, et al. The 5th edition of the World Health Organization Classification of Haematolymphoid Tumours:

Myeloid and Histiocytic/Dendritic Neoplasms[J]. Leukemia，2022，36（7）：1703-1719.

54.RAHUL S. BHANSALI，KEITH W. PRATZ & CATHERINE LAI. Recent advances in targeted therapies in acute myeloid leukemia[J]. Journal of Hematology & Oncology，2023，16：29.

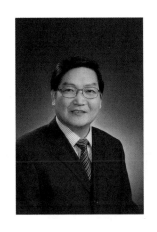

跋　健康科普——开启百姓健康之门的"金钥匙"

　　从医三十多年，每天面对那么多患者，我在工作之余常常思考，如何让人不生病、少生病，生病后早诊断、早治疗、早康复。这样既能使人少受病痛折磨，又能减少医疗费用，还能节约有限的医疗卫生资源。对广大医者而言，如此重任，责无旁贷。

　　《黄帝内经》说，上医治未病、中医治欲病、下医治已病。老子曾说："为之于未有，治之于未乱。"这些都说明了疾病预防的重要性。

　　做医学科普有重要意义，是一件利国利民、惠及百姓的大事。在大健康时代，医者不仅要掌握精湛的医术，为患者治病，助患者康复，还应该积极投身健康科普事业，宣传和普及医学知识，引导大众重视疾病的预防，及早诊断和规范治疗。因此，近年来我逐步重视科普工作。

　　记得小时候，每每遇到科学上的困惑，我就去翻"十万个为什么"这套书，从中寻找答案。那么，百姓对身体健康产生疑问，有无探寻答案的去处？在多年的临床工作中，我常常碰到患者对疾病一知半解或存在误解的情况。我心里很清楚，患者就医之前往往会先上网搜索，可是网上的信息鱼龙混杂，不少内容缺乏科学性、权威性，患者被误导的情况时有发生。当患者遇到困惑时，能否从权威的医学科普书籍中找到答案？我曾广泛查阅，了解到有关医学科普方面的书籍虽然种类繁多，但良莠不齐，尤其成规模、成系统的丛书更是鲜见，于是，我萌发了编写本丛书的想法，并为这套书取名"医万个为什么——全民大健康医学科普丛书"，"医"与"一"同音，一语双关，"全民大健康"是我们共同的心愿和目标。

朝斯夕斯，念兹在兹。我多方征求相关专家意见，反复酝酿，最终达成一致意见，大家都认为很有必要编写一套权威的健康科普丛书，为百姓答疑解惑。一个时代，有一个时代的使命；一代医者，有一代医者的担当。历经一整年的精心策划和编写，"医万个为什么——全民大健康医学科普丛书"终于付梓了。大专家写小科普，这套书是齐鲁名医多年从医经历中答患者之问的精华集锦，是对百姓健康的守护，也是对开启百姓健康之门的无限敬意。

物有甘苦，尝之者识；道有夷险，履之者知。再伟大的科学家也有进行科普宣传的责任。"医万个为什么——全民大健康医学科普丛书"要做的就是为百姓答疑解惑、防病治病，让医学科普流行起来。

丛书编纂毫无疑问是个复杂的系统工程，自2021年提出构想后，可谓一呼百应，医学专家应者云集。仅仅不到一年的时间，我们集齐了近千名作者，不舍昼夜努力，撰写完成卷帙浩繁、数百万字的书稿，体现了齐鲁医者的大使命、大担当、大情怀。图书是集权威性、科普性、实用性以及趣味性为一体的医学科普精粹，对百姓健康来说极具实用价值，也是落实党的二十大报告"把保障人民健康放在优先发展的战略位置，完善人民健康促进政策"的医学创举。

在图书编写过程中，我们着力做到了以下两点：

一是邀请名医大家执笔。山东省研究型医院协会自成立起，就在学术交流、人才培养、科技创新、成果转化、服务政府和健康科普教育等方面做出了一定的成绩，尤其在健康科普方面积累了丰富经验，并打造了一支高水平的科普专家团队。本套丛书邀请的都是相关专业的名医作分册主编，高标准把关。由于医学专业术语晦涩难懂，如何做到深入浅出、通俗易懂，既能讲明医学知识又符合传播规律是摆在我们面前的难题。有些大专家学识渊博且有科普热情，不过用语太过专业；年轻医生熟悉互联网传播特点，但专业的深度有时候略显不足。所以我们采用"新老搭配"的方法，在内容和语言风格上下功夫，力求呈现在读者面前的内容"一看就懂，一学就会"。

二是创新传播形式。我们邀请专业人士高标准录制音频，把全书内容分章节以二维码的形式附在纸质图书上，以视听结合的方式呈现，为传统科普注入新鲜活力。二维码与纸质科普图书结合,让读者随时扫码即可聆听,又能最大限度拓展纸质科普书的内容维度,实现更广泛的科普,让"每个人是自己健康第一责任人"的宗旨践行得更实、更深入人心,无远弗届!

有鉴于此,我要以一位老医学工作者、医学科普拥趸者的身份衷心感谢和赞佩以专家学者为首的作者队伍的倾情付出。

还要特别感谢张运院士、宁光院士为本丛书撰文作序,并向为图书出版付出心力的编辑以及无数幕后人的耕耘和努力表示衷心感谢,向你们每一个人致敬!

念念不忘,必有回响。衷心希望"医万个为什么——全民大健康医学科普丛书"能为千家万户送去健康,惠及你我他,为健康中国建设助力。

山东省研究型医院协会会长　胡三元

2023 年 5 月

胡三元,医学博士,二级教授,主任医师。原山东大学齐鲁医院副院长、山东第一医科大学第一附属医院院长。现任山东大学齐鲁医院、山东第一医科大学第一附属医院普通外科学学术带头人、山东大学特聘教授、山东大学和山东第一医科大学博士研究生导师;山东省"泰山学者"特聘教授、卫生部和山东省有突出贡献中青年专家、山东省医学领军人才,享受国务院政府特殊津贴。

对中国腔镜技术在外科领域特别是肝胆胰脾外科中的创新应用与规范推广、"腹腔镜袖状胃切除术＋全程化管理"治疗肥胖症与 2 型糖尿病体系的建立和国产腔镜手术机器人的研发做出了突出贡献。荣获国家科技进步二等奖、中华医学科技奖一等奖、山东省科技进步一等奖等 10 余项科技奖励。

主要社会兼职:中国医师协会外科医师分会副会长;中华医学会外科学分会委员、腹腔镜内镜外科学组副组长;中华医学会肿瘤学分会委员;中国研究型医院学会微创外科学专业委员会主任委员;中国医药教育协会代谢病学专业委员会主任委员;中国医学装备协会智能装备技术分会会长;山东省医学会副会长、外科学分会主任委员;山东省医师协会腔镜外科医师分会主任委员;山东省研究型医院协会会长。